自分でできる認知行動療法

うつと不安の克服法

著
清水栄司

星和書店

Self-help Book Using Cognitive Behavioral Techniques for Overcoming Mild Depression and Anxiety

by

Eiji Shimizu, M.D., Ph.D.

はじめに

認知行動療法とは、何でしょうか？　認知行動療法とは、うつ病や不安障害の治療の第一選択となっているサイコセラピー（精神療法・心理療法）のことです。従来型の患者さんの話を傾聴、受容、共感して、回復をサポートする支持的精神療法に比べ、認知行動療法は、その有効性が著しく高く、薬物療法に勝るとも劣らない治療効果が医学的に証明されています。認知行動療法はきわめて奥が深いですから、他の療法に目移りせずに、「これで治すぞ！」とじっくりと熱心に取り組みましょう。

認知行動療法の認知とは、「考え」のことです。もともと、認知すなわち考えを修正する認知療法と行動を修正する行動療法とは別々に発展しました。しかし、現在では、コインの裏表のように考えられて、認知行動療法とひとまとめにされています。認知行動療法は、精神療法なので、傾聴、受容、共感といった患者さんを温かく受け止める精神療法の部分はそのままに、さらに、病気の原因となっている認知や行動の悪循環となっているパターンを見つけ出して、それを良い循環に変えていくことで、症状を改善することを目指すものです。

個人認知行動療法では、一般的に、患者さんと治療者（精神科医や専門のセラピスト）が一対一で話し合いながら、1回30〜50分、合計12回程度のセッションで治療を進めていきます。また、患者さん3人から10人に対して、治療者が2、3人というグループで進めていく集団認知行動療法という形式もあります。

上記のような本格的な認知行動療法は、専門の医療機関で受けることができます。しかし、医療機関に行くほど症状がひどくない場合は、自分で、本書のようなワークブックを使って、１人で認知行動療法を行って、症状を改善してしまうことも可能です。セルフヘルプ（self help）といいますが、自分で自分を助けるわけです。別の言い方をすれば、「心の健康づくり」です。

本書は、うつや不安に悩む人のために、セルフヘルプの認知行動療法を行う本（ワークブック）として、従来あるものを超えることを目指して、全く新しく作成されました。特にこだわったのは、読者がうつや不安を自分で治せるように、「最初から、取り組みやすい本」「最後まで、長続きしやすい本」となるように、工夫しました。

◆この本の使い方

（１）遠慮なく、エンピツで本に書き込むべし !!! （そのためのワークブックですから）

この本を手に取った方は、まずは買って自分のものにして、エンピツを用意して、書き込みながら、やってみてください。エンピツならば、後で消して、書きなおしもできます。寝転がりながらでも、電車の中でも、気軽にやっていただければ幸いです。「チャレンジする」のが認知行動療法の第一歩です。

（２）週に１回、12 週の最後までやるべし !!!

一度始めたら、ともかく最後までやってみてください。12 章からなっていて、１週間に１章ずつやって、12 週間で終わらせる構成にしています。気軽に、週に１回、時間を決めて、さらっと１章分を読み進めて、全体を通して、12 週間以内にひととおりやってしまうことが重要です。途中をとばしたり、おもしろいと感じた章から始めて、前に戻ってもいいです。もちろん、週に１回でなく、もっと早くやってしまってもかまいません。完璧に丁寧にやることにこだわって三日坊主で終わってしまうよりも、斜め読みでも、さぼりさぼりでもいいですので、ともかく全部をやり遂げてください。きっと、あなたは、認知行動療法の良さがわかるはずです。

（３）症状の点数をつけるべし !!!

週ごとに、うつと不安の症状を自分でチェックできるように「うつと不安の６問（Ｋ６）」という質問紙（アンケート）を用意しました。これは、巻末に点数をグラフにできるようになっていますので、ぜひとも、このグラフに書き込んでいってください。自分のうつと不安の症状が減っていくと、はげみになるものです。

（４）このワークブックをやっていることを応援してくれそうな誰かに話すべし !!!

このワークブックをやっていることを週に１回、自分を応援してくれそうな誰かに話しましょう。人から応援してもらえると、最後まで毎週続けていくはげみになりますし、人に説明すると、内容の理解が一段も二段も深まります。

もし、あなたが、うつや不安の問題で通院しているのでしたら、医療機関の受け持ちの医師やコメディカルスタッフ（医師・看護師以外の医療従事者）・臨床心理士に、このワークブックをやっていることを話して、応援してもらえるといいです。認知行動療法に詳しい人ならば、この本のわからない部分、疑問に思う部分（もちろん、わからない部分がないように工夫しています！）を直接教えてもらうのもいいですね。

（5）この本でうつと不安を治せば、本代だけで治療費が安く済むと思ってはげむべし！

もちろん、病気の治療費を節約しなさいと勧めているわけではありません。本を用いたセルフヘルプの認知行動療法は、うつや不安の病気になりかかっている軽い段階の人が、最初に取り組める「心の健康づくり」です。本書は医療機関を受診する前に、一度は試す価値のある入門書であり、体験プログラムなのです。この本で学んだことは、将来きっと役立ちます。

ただし、最後までやってみたもののこの本で満足のいく効果が出ない場合や、どうしても自分に合わない場合などは、自己判断をやめて、医療機関で、うつと不安の診療について医師と相談しましょう。

以上の５つの注意事項を守って、さあ、あなたも認知行動療法の世界を楽しく体験しましょう。

このプログラムで目指す目標

⊗第一目標

物ごとをどうとらえるかという考え方によって、どう感じて、どう行動するか、決まってくるところがあります。考え（認知）・行動・感情が密接にからみあっていることを理解しましょう。このからみをほどくようにすると、「うつ」や「不安」を治しやすくなります。

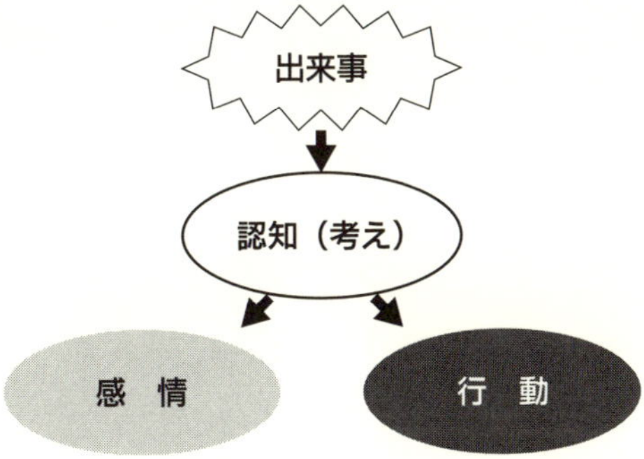

⊗第二目標

自身の考え（認知）や行動のパターンを見つけ、そのパターンが「うつ」や「不安」という感情の症状を維持している悪循環になっていることに気づいたら、そのパターンを変えていきましょう。

認知（考え）や行動を変えていくことを目指すので、「認知行動療法」といいます。

◉毎日少しずつやりましょう

本書のプログラムは、あなたの考え方や行動の、気づかない悪いパターンを見つけ出し、毎日少しずつ、それを変えていく練習をするプログラムです。「継続は力なり」というように、毎日やればやるほど、効果を実感できると思います。たとえば、あなたが、メタボリック・シンドロームとか糖尿病とかを指摘されて、やせるためのダイエットをするとしたら、「食事は残さず食べる」とか「運動は面倒くさい」という考え方を変えて、ご飯を半分残すようにしたり、毎日20分は運動をするようにしたりと行動を変えて、減量にはげむことでしょう。三日坊主ではダイエットは成功しませんし、せっかくうまくいっていても、途中で油断してダイエットをやめてしまうと、リバウンド（元の状態に戻ること）してしまいます。毎日続けることが重要です。認知行動療法も同じです。毎日少しずつを12週間（およそ3カ月）続けること、これが重要です。

◉生活に応用しましょう

このプログラムで練習したことを、実際の生活の中に少しずつ応用しましょう。習得したことを日常の考え方や行動に広げてゆくことで、うつの治療効果がさらに高くなります。

◉「うつと不安の6問（K6）」をやりましょう

「うつと不安の6問（K6）」の点数をつけることで、あなたのうつと不安の程度がわかります。その点数がどう変化していくかを、毎週1回見てみましょう。点数が下がっていけば、あなたが認知行動療法を初級、中級、上級と身につけ、うつや不安をコントロールできるようになってきているということになるのです。巻末に「うつと不安の6問（K6）」点数記録グラフがあります。合計点の箇所に●印をつけて線で結んでみましょう。以下にグラフの記入例を示します。

〈記入例〉

「うつと不安の6問（K6）」点数記録グラフ

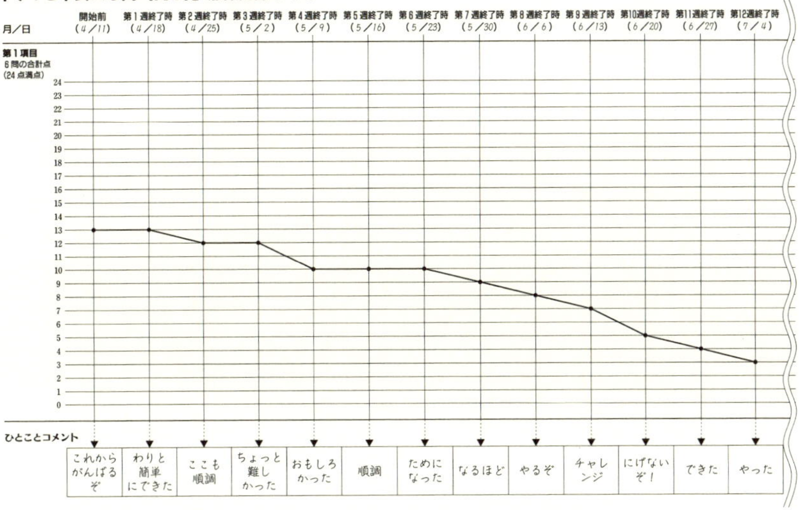

では、まず最初に「うつと不安の6問（K6）」をやってみましょう（記入例を参考にしてください）。

〈記入例〉

うつと不安の6問（K 6）[1,2]

次の質問では、過去１カ月の間、あなたがどのように感じていたかについておたずねします。それぞれの質問に対して、そういう気持ちをどれくらいの頻度で感じていたか、一番あてはまる番号に○印をつけてください。○印のついた数字を合計して（　）に記入してください。

過去１カ月の間にどれくらいしばしば…	全くない	少しだけ	ときどき	たいてい	いつも
① 神経過敏に感じましたか。	0	1	2	3	④
② 絶望的だと感じましたか。	0	1	2	③	4
③ そわそわしたり、落ち着きなく感じましたか。	⓪	1	2	3	4
④ 気分が沈みこんで、何が起こっても気が晴れないように感じましたか。	0	1	2	③	4
⑤ 何をするのも骨折りだと感じましたか。	0	①	2	3	4
⑥ 自分は価値のない人間だと感じましたか。	0	1	2	③	4

合計点　（　14　）点

引用文献

1）Furukawa TA, Kessler RC, Slade T & Andrews G (2003) The performance of the K6 and K10 screening scales for psychological distress in the Australian National Survey of Mental Health and Well-Being. Psychological Medicine, 33, 357-362.

2）Furukawa TA, Kawakami N, Saitoh M, Ono Y, Nakane Y, Nakamura Y, Tachimori H, Iwata N, Uda H, Nakane H, Watanabe M, Naganuma Y, Hata Y, Kobayashi M, Miyake Y, Takeshima T & Kikkawa T (2008) The performance of the Japanese version of the K6 and K10 in the World Mental Health Survey Japan. Int J Methods Psychiatr Res, 17, 152-158.

うつと不安の6問（K6）

次の質問では、過去１カ月の間、あなたがどのように感じていたかについておたずねします。それぞれの質問に対して、そういう気持ちをどれくらいの頻度で感じていたか、一番あてはまる番号に○印をつけてください。○印のついた数字を合計して（　　）に記入してください。

過去1カ月の間にどれくらいしばしば…	全くない	少しだけ	ときどき	たいてい	いつも
① 神経過敏に感じましたか。	0	1	2	3	4
② 絶望的だと感じましたか。	0	1	2	3	4
③ そわそわしたり、落ち着きなく感じましたか。	0	1	2	3	4
④ 気分が沈みこんで、何が起こっても気が晴れないように感じましたか。	0	1	2	3	4
⑤ 何をするのも骨折りだと感じましたか。	0	1	2	3	4
⑥ 自分は価値のない人間だと感じましたか。	0	1	2	3	4

合計点　（　　　　　　）点

●採点結果●

採点基準　24点満点で

4点以下…正常レベル

5点～9点…うつか不安の注意報が出る状態

10点以上…うつか不安の警報が出る状態

注意：この点数だけで判断できるものではなく、実際には専門医の診断が必要。

謝辞

K6日本語版の使用にあたっては、京都大学 大学院医学研究科 社会健康医学系専攻 健康増進・行動学分野 古川壽亮教授、東京大学 大学院医学系研究科 精神保健学分野および精神看護学分野 川上憲人教授に深謝いたします。

これからこのワークブックで行う12週の目次は以下のとおりです。

初級編（感情編）

第1週　感情をとらえよう（感情点数課題）

第2週　自分をほめよう（自己肯定課題）

中級編（認知編）

第3週　考えをとらえよう（確信度課題）

第4週　別の考えを見つけよう（別の考え課題）

第5週　思考変化記録表を完成させよう（思考変化記録表課題）

第6週　考えの3つのパターンに注意しよう（パターン注意課題）

第7週　くよくよと考え続けるのをやめよう（反すうそらし課題）

上級編（行動編）

第8週　快い気分になる行動をしよう（行動活性化課題）

第9週　回避行動を別の行動に変えよう（回避行動変化課題）

第10週　不安階層表を言葉にしてみよう（不安階層表課題）

第11週　不安に慣れよう（曝露課題）

第12週　再発を防止しよう（再発防止課題）

目　次

はじめに　iii
このプログラムで目指す目標　vii

初級編（感情編）――――1

第１週　感情をとらえよう（感情点数課題）……3
感情を表す言葉　4
➔書いてみよう（感情を表す言葉）　4
不快な出来事　8
不快な出来事・感情　9
➔書いてみよう（不快な出来事・感情）　10
➔書いてみよう（快い出来事・感情）　11
不快な感情評価表　12
➔書いてみよう（不快な感情評価表）　13
▶ホームワーク（感情点数課題）：不快な感情評価表　15
▶うつと不安の６問（Ｋ６）　16

第２週　自分をほめよう（自己肯定課題）……18
長所リスト　20
➔書いてみよう（長所リスト）　21
▶ホームワーク（自己肯定課題）：自分をほめた記録　23
▶Ｋ６　24

中級編（認知編）――――27

第3週　考えをとらえよう（確信度課題）……29

憂うつ思考表　30

不安思考表　30

➲書いてみよう（憂うつ思考表）　31

➲書いてみよう（不安思考表）　32

練習（確信度グラフ）　34

憂うつ思考確信度表　37

不安思考確信度表　38

➲書いてみよう（憂うつ思考確信度表）　38

➲書いてみよう（不安思考確信度表）　40

▶ホームワーク（確信度課題）：思考確信度表　43

▶応用問題　その１　46

▶Ｋ６　47

第4週　別の考えを見つけよう（別の考え課題）……49

憂うつの「別の考え」表　51

不安の「別の考え」表　52

➲書いてみよう（憂うつの「別の考え」表）　53

➲書いてみよう（不安の「別の考え」表）　55

▶ホームワーク（別の考え課題）：「別の考え」表　58

▶Ｋ６　61

第5週　思考変化記録表を完成させよう（思考変化記録表課題）……63

憂うつの思考変化記録表　64

不安の思考変化記録表　66

➲書いてみよう（憂うつの思考変化記録表）　68

➲書いてみよう（不安の思考変化記録表）　71

▶ホームワーク（思考変化記録表課題）：思考変化記録表　74
▶応用問題　その２　80
▶Ｋ６　81

第６週　考えの３つのパターンに注意しよう（パターン注意課題）……83
自分に対する否定的な考えのパターン（非機能的）　85
自分に対する肯定的な考えのパターン（機能的）　86
完璧主義の考えのパターン（非機能的）　88
中庸の考え（完璧にこだわりすぎない柔軟な考え）のパターン（機能的）　90
他者を脅威とみなす考えのパターン（非機能的）　92
他者を友好的にみる考えのパターン（機能的）　93
➔書いてみよう（考えのパターン記録表）　94
▶ホームワーク（パターン注意課題）：考えのパターン記録表　96
▶Ｋ６　101

第７週　くよくよと考え続けるのをやめよう（反すうそらし課題）……103
反すうしている内容　104
➔書いてみよう（反すうしている内容）　104
反すうの良い面と悪い面を見つける　105
反すうの良い面と悪い面　106
➔書いてみよう（反すうの良い面と悪い面）　107
反すうの影響　109
先延ばしの時間を設定する　110
注意をそらして反すうをやめる　111
➔書いてみよう（反すうしている状況や場面）　111
注意を別のものに向ける行動　113
反すうそらし記録表　113

➲書いてみよう（反すうそらし記録表） 114
▶ホームワーク（反すうそらし課題）：反すうそらし記録表 117
▶K 6 120

上級編（行動編）――――――――――――――――123

第8週 快い気分になる行動をしよう（行動活性化課題）……………………125

快い感情評価表 126
➲書いてみよう（快い感情評価表） 127
15分活動表 128
15分活動と自信度表 129
➲書いてみよう（15分活動と自信度表） 129
6日間行う予定の15分活動 131
➲書いてみよう（6日間行う予定の15分活動） 132
15分活動記録表 134
▶ホームワーク（行動活性化課題）：6日間行う予定の15分活動／15分活動記録表 135
▶K 6 137

第9週 回避行動を別の行動に変えよう（回避行動変化課題）……………………139

「憂うつな時の回避行動」表 140
➲書いてみよう（「憂うつな時の回避行動」表） 140
回避行動の良い面と悪い面 142
➲書いてみよう（回避行動の良い面と悪い面） 143
「別の行動」（本来の自分がやりたいこと）にチャレンジしよう 148
「回避行動」に代わる「別の行動」 149
➲書いてみよう（「回避行動」に代わる「別の行動」） 151

（コラム）　目前にある恐怖（不快）は大きく感じて、その先にある喜び（快）は小さく感じる現象　153
6日間チャレンジする予定の「別の行動」／「別の行動」チャレンジ記録表　154
▶ホームワーク（回避行動変化課題）：6日間チャレンジする予定の「別の行動」／「別の行動」チャレンジ記録表　156
▶K6　158

第10週　不安階層表を言葉にしてみよう（不安階層表課題）……160
対人不安からくる回避行動　160
不安を感じる人物・状況とそれに対する回避行動　162
➲書いてみよう（不安を感じる人物・状況とそれに対する回避行動）　163
「回避行動」に代わる「別の行動」　165
不安階層表　166
➲書いてみよう（不安階層表）　168
不安階層表から選んだ「別の行動」／不安階層表のイメージトレーニング・チャレンジ表　171
（コラム）　不安についてのワンポイントレッスン―「イメージトレーニング」　172
▶ホームワーク（不安階層表課題）：不安階層表から選んだ「別の行動」／不安階層表のイメージトレーニング・チャレンジ表　173
▶K6　175

第11週　不安に慣れよう（曝露課題）……177
避けていたことをやってみること（不安は下がるものということを体験する）　177
不安点数の比較表　178
➲書いてみよう（不安点数の比較表）　179

(コラム) 不安についてのワンポイントレッスン―「逃げちゃダメだ！」 182
自分をほめよう 182
▶ホームワーク（曝露課題）：不安点数の比較表 183
▶Ｋ６ 184

第 12 週 再発を防止しよう（再発防止課題）……………186
➲書いてみよう（長期・中期・短期目標） 187
課題チャレンジ表 191
▶ホームワーク（再発防止課題）：課題チャレンジ表 191
▶Ｋ６ 192

あとがき 197

「うつと不安の６問（Ｋ６）」点数記録グラフ 205

初級編

感情編

感情点数課題

第1週

感情をとらえよう

まず、例として、Aさんの場合を紹介します。Aさんは、会社で、まわりの期待にこたえようとがんばってきましたが、最近は疲れがとれず、朝、目が覚めて、会社に行かなければいけないと思うと、憂うつで、なかなかベッドから出られません。

憂うつな気分というのも、感情の一種です。

感情とは、物事に感じて起こる気持ち、心持ちのことです。

私たちは、普段の生活のなかで、いろいろな感情を体験しています。たとえば、愉快な気分であったり、不愉快な気分であったり、1日の中でも、1週間の中でも、気分は変わっています。感情には、喜怒哀楽（喜び、怒り、哀しみ、楽しさ）や快・不快といった基本的な感情を中心として、さまざまな種類があります。まずは、自分が感じている「感情」をとらえて、それを言葉にすることができるようになることが認知行動療法の初歩として、とても大切です。

Aさんに自分が感じている「感情」がどれくらい表せるかを書いてもらいました。

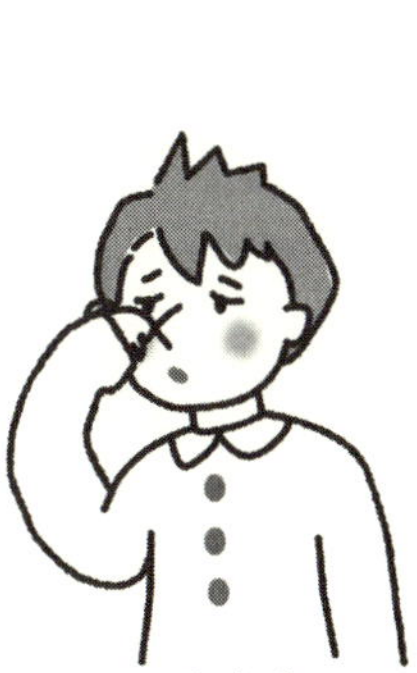

Aさん

●Aさんの例●

感情を表す言葉

苦しい	悲しい	はずかしい
楽しい	うれしい	
腹立たしい	さびしい	
不安	罪深い	
憂うつ		

➔書いてみよう

感情を言葉にすることができるようになるために、まずは、「感情を表す言葉」を、思いつく限り、できるだけたくさん、次の表に書き出してみましょう。できれば10個以上書きましょう。

感情を表す言葉

「感情を表す言葉」が10個以上書けましたか。

参考までに、下記に「感情を表す言葉の一覧表」を用意しました。これを見て、どんな「感情」があるか、あらためて確認してくださいね。

感情を表す言葉の一覧表

うれしい、怒った、悲しい、楽しい、恐ろしい、怖い、びくびくおびえた、淋しい、緊張した、落ち着かない、温かい、苦しい、つらい、いやな、懐かしい、イライラする、申し訳ない、心配な、落ち込んだ、安心した、不安な、恥ずかしい、傷ついた、混乱した、いとしい、焦って、頭にきた、興奮した、どきどきする、悔しい、空しい、ほっとした、ワクワクする、罪深い

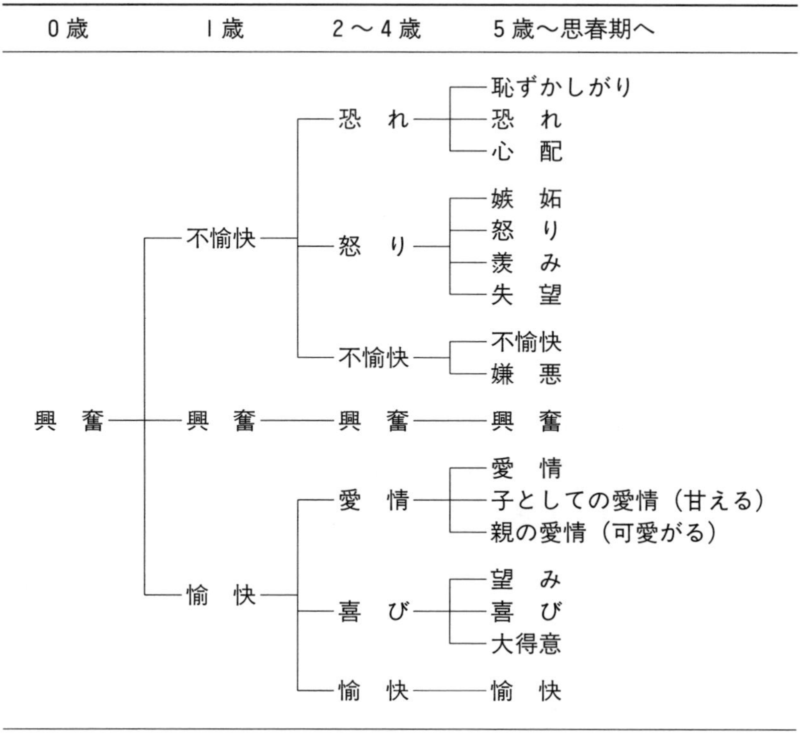

Bridges, K. M. B. (1932). Emotional development in early infancy. Child Development, 3, 324-334.

発達に伴う感情の分化

感情は、「気持ち良い（快）」と「気持ち悪い（不快）」のような基本の２つから発達に伴って分化し、たくさんの種類になっていきます。上の図を参照してください。

人間は快と不快（快い感情と不快な感情）を持っています。生まれてきたばかりの赤ちゃんがミルクを飲んで、快くうっとりとしている姿と、オムツがぬれて、不快に泣き叫んでいる姿を思い起こすと、よくわかり

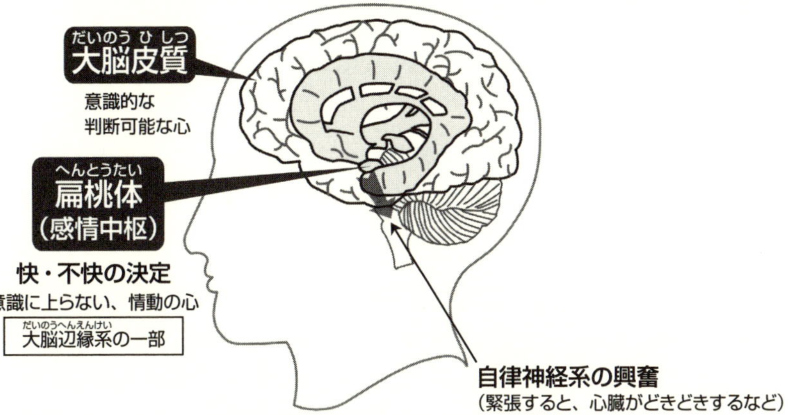

不快な感情は，どこから？（2つの心）

ます。

１歳ごろまでの赤ちゃんは、快と不快という２つの単純な感情だけですが、２～４歳に成長すると、不快な感情は、恐れや怒りにも分かれていきます。６歳を過ぎると、さらにいろいろな感情に分かれて発達していき、私たちはさまざまな感情を持つことになるわけです。

では、感情はどこから起こるのでしょうか。

私たち人間も動物です。けれども他の動物と違って人間が人間らしくあるのは、前頭葉《ぜんとうよう》を代表とする、人間が進化によって獲得した、大脳《だいのう》皮《ひ》質《しつ》という新しい脳の部分が、意識的に判断したり、人間らしく理性的にふるまおうとしたりしているためです。

一方、脳の奥には、扁桃体《へんとうたい》という原始的な古い脳の部分（大脳辺縁系《だいのうへんえんけい》といいます）があって、ここで、意識にあがらない（無意識的な）快や不快といった感情を担当していると考えられています。

感情は、原始的な古い脳から起こってくるものとされています。でも、この感情を人間は新しい脳で、ある程度コントロールすることもできます。

感情とは、物事に感じて起こる気持ちのことでしたね。それでは、どんな物事に感じて、感情が起こるのでしょうか。感情を起こす、出来事探しをしてみましょう！

感情が起こる前には、何か出来事があります。あなたはどんな出来事がきっかけになって、「不快」になったり、「快《こころよ》く」なったりするのでしょうか。

Ａさんに、最近１週間にあった、不快な感情のきっかけになった出来事を思い出して、書いてもらいました。

Aさんの例

不快な出来事

出来事	上司から、仕事上のミスをきつく注意された。
出来事	口の悪いお客さんに、仕事の出来上がりについて嫌味を言われた。
出来事	重大な仕事の責任者に突然抜擢された。

さらに、その不快な感情（気持ち）は、ただ「不快」というだけでなくどんな感情だったのか、先に書き出してもらった「感情を表す言葉」（４ページ参照）を参考にして、あてはまる感情を書いてもらいました。

●Aさんの例●

不快な出来事・感情

出来事	上司から、仕事上のミスをきつく注意された。
感情	憂うつ、怒り

出来事	口の悪いお客さんに、仕事の出来上がりについて嫌味を言われた。
感情	憂うつ

出来事	重大な仕事の責任者に突然抜擢された。
感情	不安

不快な感情といっても、このように名前をつけてみると、憂うつや不安など、さまざまな感情からできていることがわかりますね。さあ、次はあなたの番です。

➲書いてみよう

Ａさんの例を参考にしながら、不快な感情を起こす出来事について、考えてみましょう（静かな部屋で、ゆったりと座り、最近１週間で、あなたが不快な感情をもつきっかけとなった出来事を思い出してみましょう）。その出来事を次の表に書き出してください。

次に、その出来事の起こった時に体験した感情を思い出して、「感情」の欄に書き出してみましょう（感情に名前をつけられない人、どんな感情かわからない人は、５ページの「感情を表す言葉の一覧表」を見て、参考にしてください）。

不快な出来事・感情

出来事	
感情	

出来事	
感情	

出来事	
感情	

あなたを憂うつにさせたり不安にさせたりする出来事もある一方、あなたをほっとさせたり明るくさせたりする出来事も、毎日の生活の中には存在していることでしょう。快い感情とその出来事について、やってみるのもよいでしょう。

「感情」と「出来事」の関係をつかむことは、うつの認知行動療法の第一歩です。

➔書いてみよう

快い感情を起こした出来事とその感情を次の表に書き込んでみましょう。

快い出来事・感情

出来事	
感情	

出来事	
感情	

出来事	
感情	

もし、あなたが不快な感情として、「憂うつな気分」あるいは「不安な気持ち」と書いたものがあれば、今後は、特にその2つの感情に焦点を合わせます。そして、その2つの感情を点数で表す練習をしましょう。感情を点数で表すことを身につけると、自分の感情を明確にとらえやすくなり、うつの改善につながりやすくなります。100点が、最悪に「憂うつな気分」あるいは「不安な気持ち」として、0点が、憂うつでもない不安でもない普通の時とします。そして、0点から100点の間で、「憂うつ」の点数が60点くらいとか、「不安」の点数が70点くらいとか、だいたい、自分で感じる点数をおおまかにつけてみましょう。もちろん、その日によって変わるでしょうし、100点の基準が変わって、相対的に点数が変わるということもあるでしょう。とにかく、感情に点数をつけてみるということが大事なので、細かいところにこだわらず、点数化してみましょう。

以下が、Aさんの例です。

Aさんの例

不快な感情評価表

出来事	上司から、仕事上のミスをきつく注意された。			
	感情	憂うつ	**感情点数**	60点

出来事	口の悪いお客さんに、仕事の出来上がりについて嫌味を言われた。			
	感情	憂うつ	**感情点数**	70点

出来事	重大な仕事の責任者に突然抜擢された。			
	感情	不安	感情点数	40点

書いてみよう

Aさんのように、あなたも、憂うつの点数、不安の点数を100点満点でどれくらいかつけてみましょう。憂うつな顔のマーク、不安な顔のマークも書いてみましょう。

不快な感情評価表

出来事				
	感情		感情点数	点

出来事				
	感情		感情点数	点

出来事				
	感情		感情点数	点

感情を点数にしてみると、あなたが何を憂うつととらえるのか、何を不安ととらえるのか、特定の出来事との関連性が、よりわかりやすくなったでしょう。今後も、感情を出来事と関連させながら、点数化してとらえる練習を毎日の生活の中で続けていきましょう。そうすれば、いやな感情をコントロールする方法が体得できるようになっていきます。

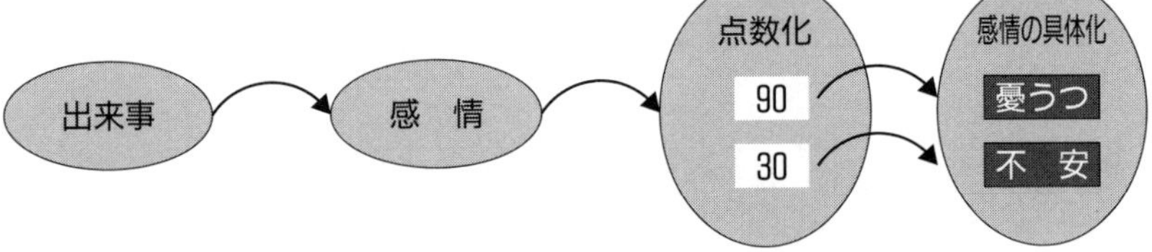

感情を点数化してとらえる

ホームワーク　（感情点数課題）

毎日、１つ以上の出来事について、わきあがった自分の感情をとらえ、その感情に点数をつけましょう。特に、憂うつな気分と不安な気持ちに注目して行うようにしてください。毎日行うのが重要ですが、２日に１回でもかまいません。

不快な感情評価表

記入日 ／	出来事				
		感情		感情点数	点

記入日 ／	出来事				
		感情		感情点数	点

記入日 ／	出来事				
		感情		感情点数	点

記入日	出来事			
／				
	感情		感情点数	点

記入日	出来事			
／				
	感情		感情点数	点

うつと不安の６問（Ｋ６）

第１週が終わりました。Ｋ６をやってみましょう。

うつと不安の6問（K6）

次の質問では、最近の１週間、あなたがどのように感じていたかについておたずねします。それぞれの質問に対して、そういう気持ちをどれくらいの頻度で感じていたか、一番あてはまる番号に○印をつけてください。○印のついた数字を合計して（　）に記入してください。

最近の1週間、どれくらいしばしば…	全くない	少しだけ	ときどき	たいてい	いつも
①　神経過敏に感じましたか。	0	1	2	3	4
②　絶望的だと感じましたか。	0	1	2	3	4
③　そわそわしたり、落ち着きなく感じましたか。	0	1	2	3	4
④　気分が沈みこんで、何が起こっても気が晴れないように感じましたか。	0	1	2	3	4
⑤　何をするのも骨折りだと感じましたか。	0	1	2	3	4
⑥　自分は価値のない人間だと感じましたか。	0	1	2	3	4

合計点　（　　　　　）点

自己肯定課題

第2週

自分をほめよう

一般的に、誰でも、自分を評価する時、他の人と比べてしまうことが多いと思います。誰それよりも走るのが遅いとか、誰それよりも勉強ができないとか……。自分を他人と比べる評価方法を「相対評価」といいます。

一方で、「絶対評価」といって、他人と比べることなく、自分自身の価値を、無条件に認める評価方法があります。子どもの時は自分の絶対評価を大事にしていても、人は、大人になると忘れてしまいがちです。ですから、自分はいつもOKだという、自己を肯定する感情（自己肯定感）を、あえて毎日思い出すようにしてください。

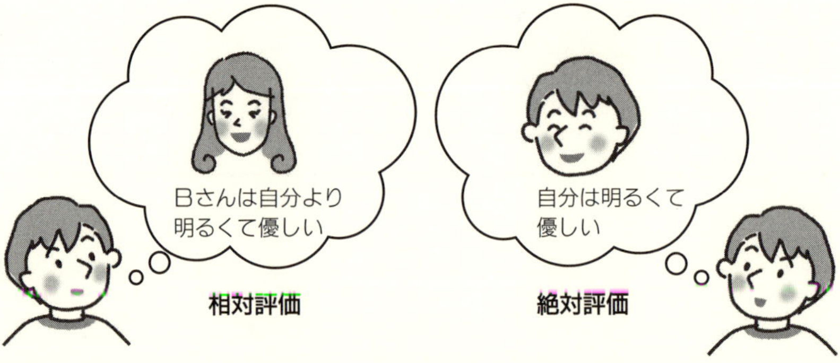
Bさんは自分より
明るくて優しい
相対評価
自分は明るくて
優しい
絶対評価

「自己肯定感」とは、自分はいつもOKだと思い、自分を大切に考える良い姿勢です。いつも自分のことを嫌いだと思ったり、いつも自分に対して批判的であったりするのは、自己肯定感を失ってしまっている、悪い姿勢です。

いつも自分を好きで、いつも自分をほめてあげるようにして、子どものころの健康な「自己肯定感」を取り戻しましょう。

健康な「自己肯定感」を取り戻すために、まずは、自分の良いところ（長所）を忘れないことです。あなたの長所について見直してみましょう。

まず、Aさんは、自分の長所を、できるだけたくさん挙げてみることにしました。たとえば、「やることが遅い」というと短所のように思えますが、見方を良いほうに変えると、「やることが丁寧」のように、長所になります。また、「やることが細かすぎる」というと短所のように思えますが、見方を良いほうに変えると、「やることがきちんとしている、几帳面」というように、長所になります。このように頭に浮かんできた「自分の個性」を、良い方向に解釈して、長所として見るようにしましょう。

Aさんの例

長所リスト

1	几帳面なほうだ
2	後輩の面倒見がいい
3	運動神経がいい
4	親孝行だと思う
5	マナーがいい
6	身体が丈夫である
7	動物に好かれる
8	省エネを心がけている
9	料理が得意だ
10	お年寄りにやさしい

➔書いてみよう

あなたの長所を思いつくままに書き出しましょう。
少なくとも10個は見つけて、表に書き出してみましょう。

長所リスト

1	
2	
3	
4	
5	
6	
7	
8	
9	
10	

あなたの長所は、思った以上に多かったでしょう。自分で自分をほめることができること、自己を肯定できるようになることは、今後、認知行動療法を続けていくうえでの基本的な技術です。

ところで、自分で自分をほめたり自己を肯定したりするときに、あなたの感情は、どうなりましたか？　これは、第１週でやったことのおさらい（復習）ですね。「うれしい」とか「幸福な」とか、快い感情がわきおこりましたか？

他人からほめられると、「うれしい」とか「幸福な」感情になりますね。大人になると、他人からほめられることは少なくなるように感じます。他人からほめられなくなると、その分、「うれしい」とか「幸福な」感情を持てるチャンスが少なくなってくるわけです。だから、自分で自分をほめて、「うれしい」とか「幸福な」感情を持てるチャンスを毎日つくるようにすることは、「うつ」や「不安」の悪循環から抜け出すために、とても重要なことなのです。

たとえば、この認知行動療法のセルフヘルプのワークブックを自分でやっているあなたは、とてもえらいです!!!　毎日、認知行動療法にチャレンジしている自分を、自分でほめてあげてください。たまにはできない日もあるかもしれませんが、毎日やらなかったとしても、やろうとしている自分をほめてあげてください。きっとあなたの毎日はもっともっと「楽しくて、幸福な」毎日になっていくことでしょう。

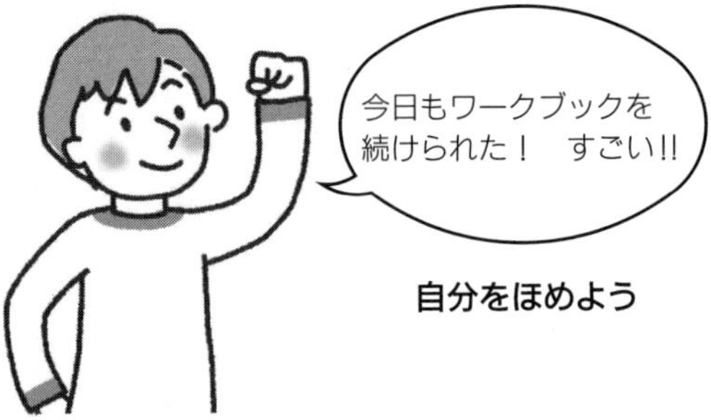
今日もワークブックを
続けられた！　すごい!!
自分をほめよう

ホームワーク　（自己肯定課題）

毎日、自分がやったことについて、１つ以上、自分で自分をほめて、「うれしい」とか「幸福な」感情を感じるようにしましょう。

自分をほめた記録

記入日	自分をほめたいこと（〜して、えらい）
4/12	（例）仕事に行ってえらい。 横断歩道をわたってえらい。 ホームワークをやってえらい。
/	
/	
/	
/	
/	

うつと不安の6問（K6）

第2週が終わりました。K6をやってみましょう。

うつと不安の６問（Ｋ６）

次の質問では、最近の１週間、あなたがどのように感じていたかについておたずねします。それぞれの質問に対して、そういう気持ちをどれくらいの頻度で感じていたか、一番あてはまる番号に○印をつけてください。○印のついた数字を合計して（　）に記入してください。

最近の１週間、どれくらいしばしば…	全くない	少しだけ	ときどき	たいてい	いつも
① 神経過敏に感じましたか。	0	1	2	3	4
② 絶望的だと感じましたか。	0	1	2	3	4
③ そわそわしたり、落ち着きなく感じましたか。	0	1	2	3	4
④ 気分が沈みこんで、何が起こっても気が晴れないように感じましたか。	0	1	2	3	4
⑤ 何をするのも骨折りだと感じましたか。	0	1	2	3	4
⑥ 自分は価値のない人間だと感じましたか。	0	1	2	3	4

合計点　（　　　　）点

中級編

認知編

確信度課題

第３週

考えをとらえよう

第１週では、「感情」に焦点を当てながら、「出来事」と関係した自分自身の「感情」をとらえました。今回、第３週では、憂うつな気分・不安な気持ちに焦点を合わせ、いっしょに浮かんでくる「考え」あるいは「イメージ」（これらを認知療法で「認知」といいます）をとらえていきましょう。そして「憂うつな気分」になった時の出来事と考えを「憂うつ思考表」に、そして「不安な気持ち」になった時の出来事と考えを「不安思考表」に、まとめていきます。そこには、あなたが気づかないうちに、自然に浮かぶ、あなたの考え方のパターンが見えてくるでしょう。その考えをつかまえることが、うつの改善に非常に重要なことです。

「感情といっしょに自動的にわきおこる考え」を書き出すということは、あなたを憂うつや不安にする本体は何かを明確にすることに役立ちます。また、頭の中で考えがもやもやとしている状態では、気分がすっきりしないものですが、考えを文字にして書いてみることで、考えが言語化、明確化されると、気分がすっきりして、不安も減少するものです。

まず、感情と一緒にわきあがる、「その時の考え」を書くという作業を、Ａさんにやってもらいました。「第１週　感情をとらえよう：感情点数課題」の時のように、憂うつな出来事、不安な出来事とそれぞれの感情点数も記入しています。

Aさんの例

憂うつ思考表

出来事	上司から仕事上のミスをきつく注意された。			
	感情	憂うつ	感情点数	60点
その時の考え	また、失敗した！　本当に自分はダメな人間だ。こんなに何度もミスをしてしまって、上司は私を降格させるかもしれない。			

出来事	口の悪いお客さんに、仕事の出来上がりについて嫌味を言われた。			
	感情	憂うつ	感情点数	70点
その時の考え	あの人は私が嫌いに違いない。簡単な仕事なのに満足にできないなんて、自分はなんて役立たずなのだろう。			

不安思考表

出来事	重大な仕事の責任者に突然抜擢された。			
	感情	不安	感情点数	40点
その時の考え	その仕事は自分にできないかもしれない。失敗したらどうなるだろう。クビになるかもしれない。			

書いてみよう

憂うつになった時のことについて「その時の考え」も一緒に書いてみましょう。

憂うつ思考表

出来事				
	感情		感情点数	点
その時の考え				

出来事				
	感情		感情点数	点
その時の考え				

出来事				
	感情		感情点数	点
その時の考え				

➔書いてみよう

不安になった時のことについても同様に記入してみましょう。

不安思考表

出来事				
	感情		感情点数	点
その時の考え				

出来事				
	感情		感情点数	点
その時の考え				

出来事				
	感情		感情点数	点
その時の考え				

書いてみると、ある「出来事」に関連して、「感情」を体験する時に必ずあなたの頭に「考え」（あるいはイメージ）が自動的に起きてくるということがおわかりになったと思います。

次に、あなたが、どのくらい、あなたの「考え」を確信しているのかを「％（パーセント）」で表すトレーニングをします。ちょうど、「感情」の程度を100点満点の点数で表したように、考えについても、「％」で表すことができるのです。早速チャレンジしてみましょう。

あなたは、自分の頭の中に浮かんでくる「考え」を、どの程度、確かだと信じているのでしょうか。これを「確信度」といいます。

0％～100％で表してみましょう。

100％：絶対、その通りだと信じている
50％：半信半疑
0％：そんなことは絶対ないと信じている

という段階で、0％から100％の間で、（たとえば、75％とか、30％とかといった具合に）つけます。まずは、簡単なたとえで練習してみましょう。

練　習

あなたは、「サンタクロースが実在する」と、どの程度、確かだと信じていますか？

目盛りを使って、0％から100％の間で、確信度を表してください（Aさんの例を参考にしてください）。

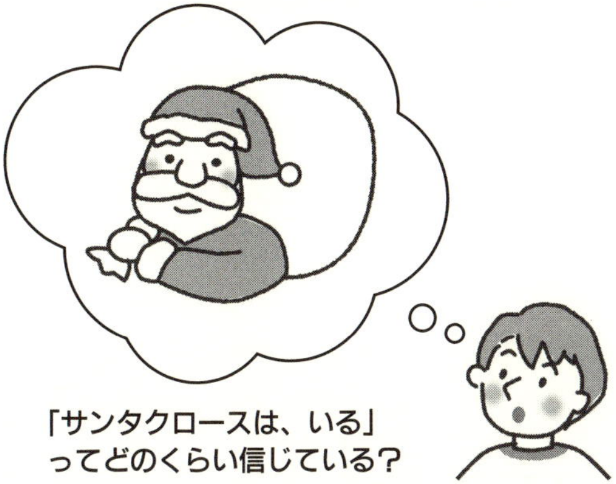
「サンタクロースは、いる」
ってどのくらい信じている？

Aさんの例

確信度グラフ

（半信半疑）
50%

サンタクロースが実在するとはまったく信じていない	0％ ―――――――――― 100％	サンタクロースが実在していることを絶対信じている

20%
（20%の確信度）

Aさんの場合、20%サンタクロースが実在すると確信している

あなたの確信度は？

「サンタクロースは実在する」

（半信半疑）
50%

サンタクロースが実在するとはまったく信じていない	0％ ―――――――――― 100％	サンタクロースが実在していることを絶対信じている

あなたは、□％サンタクロースが実在すると確信している

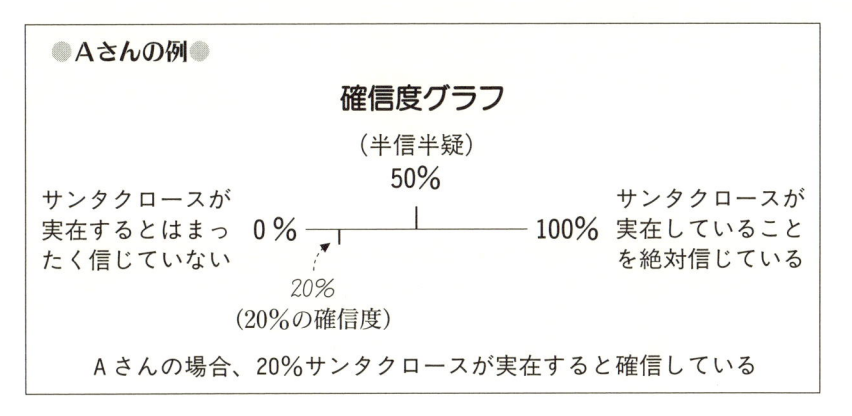

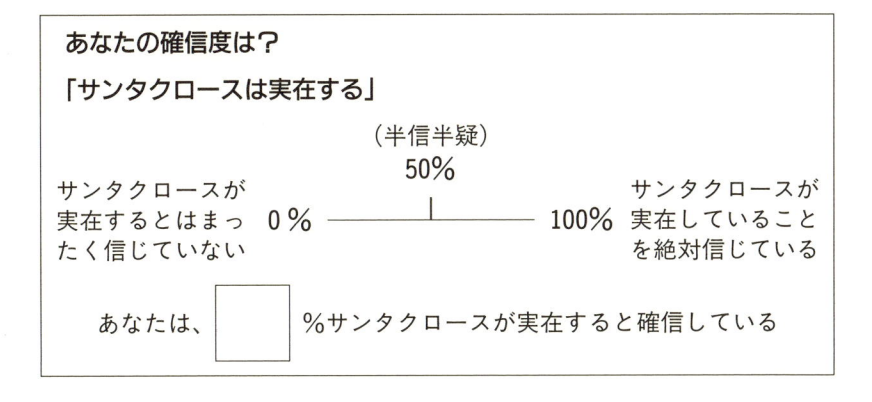

あなたが、4歳か5歳くらいの子どもなら、きっと100％、サンタクロースは実在すると信じているでしょう。あなたが、小学校高学年ならば、50％、つまり半信半疑でしょうか。あなたが、もう成人した大人、あるいは、子どもにクリスマスプレゼントを用意する側ならば、サンタクロースは実在しないと考えて、0％とするでしょうか。ここでは、信じているから正しい、信じていないから間違っているということはありません。

この練習は、今週の課題である、あなたの頭に自動的に浮かんでくる「考え」に対する確信度を数値化することに慣れていただくためのものです。

ある考えをどのくらい確かだと信じているかは、人それぞれ違いますので、ご自分の感覚に素直に従って決めてください。

Aさんに、強い感情を体験した時、「憂うつな時」と「不快な時」について自動的に起こった「考え」に対する確信度をつけてもらいました。Aさんは、自分の「その時の考え」に対してどれくらい確信をしているでしょうか。見てみましょう。

Aさんの例

憂うつ思考確信度表

出来事	上司から仕事上のミスをきつく注意された。			
	感情	憂うつ	**感情点数**	60点
その時の考え	また、失敗した！　本当に自分はダメな人間だ。こんなに何度もミスをしてしまって、上司は私を降格させるかもしれない。			
	その時の考えの確信度（%）			80%

出来事	口の悪いお客さんに、仕事の出来上がりについて嫌味を言われた。			
	感情	憂うつ	**感情点数**	70点
その時の考え	あの人は私が嫌いに違いない。簡単な仕事なのに満足にできないなんて、自分はなんて役立たずなのだろう。			
	その時の考えの確信度（%）			90%

Aさんの例

不安思考確信度表

出来事	重大な仕事の責任者に突然抜擢された。			
	感情	不安 	感情点数	40点
その時の考え	その仕事は自分にできないかもしれない。失敗したらどうなるだろう。クビになるかもしれない。			
	その時の考えの確信度（%）			90％

Aさんの例を参考にしながら、トライしてみましょう。

これまでに作成した「憂うつ思考表」や「不安思考表」をもとにして、あなたの考えに対する確信度を%で表してみます。

あなたが作成した「憂うつ思考表」「不安思考表」を見てください(31〜33ページ)。

➲書いてみよう

憂うつを感じた時に、あなたの頭の中に浮かんできた「考え」を、あなたはどのくらい信じていますか？　あなたの確信度を「％（パーセント)」で表に入れていきましょう（０％：絶対ない、100％：絶対その通り)。

憂うつ思考確信度表

出来事				
	感情		感情点数	点
その時の考え				
	その時の考えの確信度（%）			%

出来事				
	感情		感情点数	点
その時の考え				
	その時の考えの確信度（%）			%

出来事				
	感情		感情点数	点
その時の考え				
	その時の考えの確信度（%）			%

➔書いてみよう

不安を感じた時についても同様に記入してみましょう。

不安思考確信度表

出来事				
	感情		感情点数	点
その時の考え				
	その時の考えの確信度（%）			%

出来事				
	感情		感情点数	点
その時の考え				
	その時の考えの確信度（%）			%

出来事				
	感情		感情点数	点
その時の考え				
	その時の考えの確信度（%）			%

考えの確信度をつけることで、その考えについて、「もう一度考える」きっかけになります。このように、うつや不安を感じる時に自然に（自動的に）浮かんでくる考えを、認知行動療法では「自動思考」と呼びます。気づいてみればよくわかるのですが、「自動思考」は、私たちの日常生活に非常に大きな影響を与えています（たいていは、必要以上に、気分を憂うつにしたり不安にしたりします）。また、人は、自動思考が浮かんでくると、100％正しいと誤解してしまうことがよくあります。あなたが毎日の生活の中で、「自動思考」とその確信度をとらえる練習を欠かさず行うようにして、自動思考をうのみにしないで疑問を投げかけるようにすると、うつや不安のコントロールができるようになります。

ホームワーク（確信度課題）

毎日、その日に起きた出来事について自分の頭に浮かんできた考えをとらえて、その考えの確信度をつけましょう。

思考確信度表

記入日 ／	出来事				
		感情		感情点数	点
	その時の考え				
		その時の考えの確信度（%）			%

記入日 ／	出来事				
		感情		感情点数	点
	その時の考え				
		その時の考えの確信度（%）			%

記入日 ／	出来事				
		感情		感情点数	点
	その時の考え				
		その時の考えの確信度（%）			%

記入日 ／	出来事				
		感情		感情点数	点
	その時の考え				
		その時の考えの確信度（%）			%

記入日 ／	出来事				
		感情		感情点数	点
	その時の考え				
		その時の考えの確信度（%）			%

応用問題　その１

ここまで、表で書いてきたものを、わかりやすくするために、どれか１つ選んで図に書いてみましょう。

＿＿月＿＿日

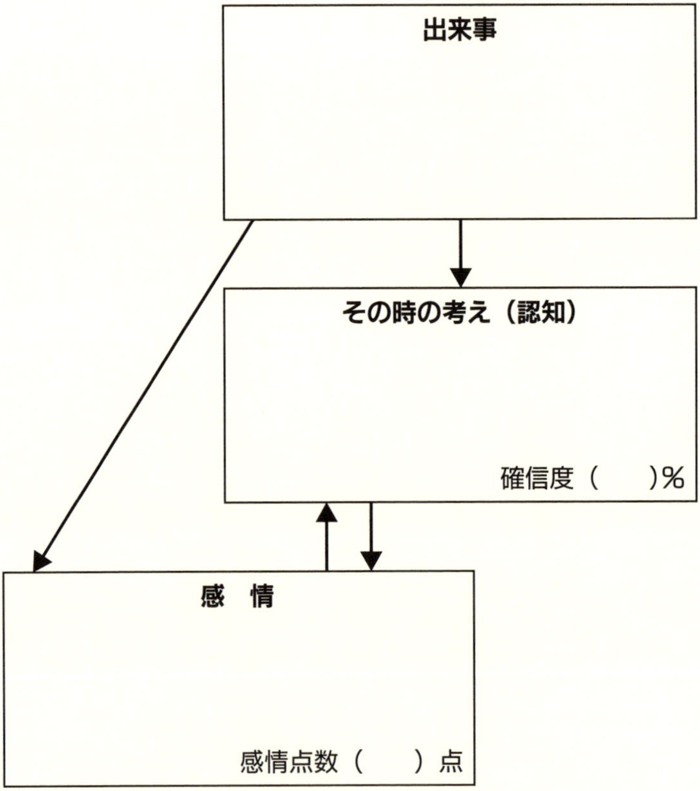

図にしてみると、表とはまた違って、感情と考えが密接に関係していることがわかります。

うつと不安の６問（Ｋ６）

第３週が終わりました。Ｋ６をやってみましょう。

うつと不安の６問（Ｋ６）

次の質問では、最近の１週間、あなたがどのように感じていたかについておたずねします。それぞれの質問に対して、そういう気持ちをどれくらいの頻度で感じていたか、一番あてはまる番号に○印をつけてください。○印のついた数字を合計して（　）に記入してください。

最近の1週間、どれくらいしばしば…	全くない	少しだけ	ときどき	たいてい	いつも
① 神経過敏に感じましたか。	0	1	2	3	4
② 絶望的だと感じましたか。	0	1	2	3	4
③ そわそわしたり、落ち着きなく感じましたか。	0	1	2	3	4
④ 気分が沈みこんで、何が起こっても気が晴れないように感じましたか。	0	1	2	3	4
⑤ 何をするのも骨折りだと感じましたか。	0	1	2	3	4
⑥ 自分は価値のない人間だと感じましたか。	0	1	2	3	4

合計点　（　　　　）点

別の考え課題

第4週

別の考えを見つけよう

第３週で、出来事に遭遇し、ひどく憂うつになった時や不安になった時に、頭をよぎる「考え」をとらえ、その「考え」の確信度をつける練習をしました。

第４週では、浮かんできた「考え」（自動思考）に対して、違う視点（別の見方、別の考え方）に立つという練習をします。別の見方ができるようになると、憂うつや不安の感情がやわらいでいきます。

私たちは普段、周りの出来事についてさまざまなことを考えています。しかし、同じ出来事に出合っても、隣にいる人が自分とはまったく別の考えを持っているという場合も少なくありません。考え方は人によって異なっています。また、人からそのような自分とは「違う考え」を聞いて、ハッとさせられるということもよくあります。

自分が確信している「考え」に縛られてしまうことで、悪循環をもたらしている場合があります。特に、気分が落ち込んでいる時は、「考え」が否定的なものに偏《かたよ》りがちになり、その偏った「考え」に縛られていることが悪循環につながってしまいます。そして否定的な「考え」がどんどんエスカレートしていって、さらに不安や憂うつな気持ちが大きくなっていってしまう場合もよくあるのです。

そのような時に、別の見方・考え方を見つけて、その新しい視点に立つことで、悪循環から抜け出すことができるようになります。

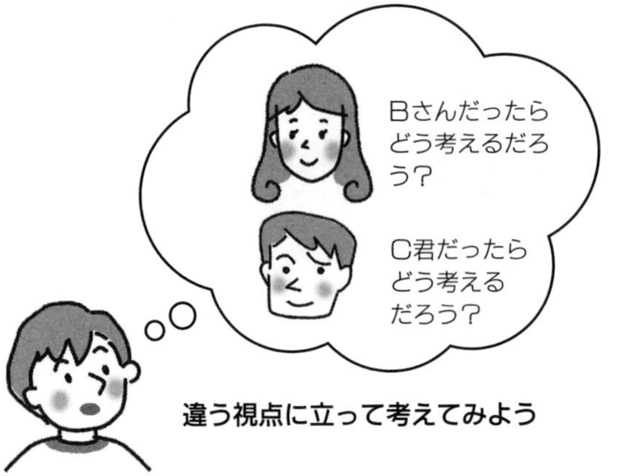
Bさんだったら
どう考えるだろう？
C君だったら
どう考える
だろう？
違う視点に立って考えてみよう

さて、Aさんの場合を見てみましょう。

Aさんは、自分の「考え」とは「別の考え」を見つけてみることにしました。Aさんは、「友達のBさんだったら、どのように考えるだろうか」と考えてみました。そして、思いついた「別の考え」を書き出しました。Aさんの記入した表を見てみましょう。

Aさんの例

憂うつの「別の考え」表

出来事	上司に仕事上のミスをきつく注意された。			
	感情	憂うつ	感情点数	60点
その時の考え	また、失敗した！　本当に自分はダメな人間だ。こんなに何度もミスをしてしまって、上司は私を降格させるかもしれない。			
	その時の考えの確信度（%）			80％
別の考え	私は有能だ。人間だからミスはする。失敗からいろいろ学ぶことができた。			

出来事	口の悪いお客さんに、仕事の出来上がりについて嫌味を言われた。			
	感情	憂うつ	感情点数	70点
その時の考え	あの人は私が嫌いに違いない。簡単な仕事なのに満足にできないなんて、自分はなんて役立たずなんだろう。			
	その時の考えの確信度（%）			90％
別の考え	以前に私をほめてくれたこともあった。お客さんは、虫のいどころが悪かったのだ。			

Aさんの例

不安の「別の考え」表

出来事	重大な仕事の責任者に突然抜擢された。			
	感情	不安	**感情点数**	40点
その時の考え	その仕事は自分にできないかもしれない。失敗したらどうなるだろう。クビになるかもしれない。			
	その時の考えの確信度（%）			90％
別の考え	自分の能力を向上させるよいチャンスだ。成功したら，昇進するだろう。			

Aさんは、表に書いたような、「別の考え方」をすることができました。

あなたも「別の考え方」を見つけてみましょう！

自分の「考え」とは「別の考え」を見つける方法のひとつとして、友達や家族、恋人、尊敬する人など自分とは別の人間になりきって、その人だったらどんなふうに考えるかを考えてみる方法があります。あるいは、普段の自分とは違う、もうひとりの自分になったつもりで考えてもかまいません。

別の人やもうひとりの自分の視点に立つことが難しいと感じる場合は、ごく単純な方法として、自分の「考え」とまったく反対の「考え」を書いてみることです。

たとえば、「サンタクロースはいない」という考えの正反対の考えは、

「サンタクロースはいる」ですね。このように、ただ単純に否定文を肯定文にする（あるいは、肯定文を否定文にする）だけでも、別の考え方を見つけることができます。

➔書いてみよう

　憂うつな気分を体験したときの「考え」について、別の考えを書いてみましょう。

憂うつの「別の考え」表

出来事				
	感情		感情点数	点
その時の考え				
	その時の考えの確信度（%）			%
別の考え				

出来事				
	感情		感情点数	点
その時の考え				
	その時の考えの確信度（%）			%
別の考え				

出来事				
	感情		感情点数	点
その時の考え				
	その時の考えの確信度（%）			%
別の考え				

➔書いてみよう

不安な感情を体験した時の「考え」についても、やってみましょう。

不安の「別の考え」表

出来事				
	感情		感情点数	点
その時の考え				
	その時の考えの確信度（%）			%
別の考え				

出来事				
	感情		感情点数	点
その時の考え				
	その時の考えの確信度（%）			%
別の考え				

出来事				
	感情		感情点数	点
その時の考え				
	その時の考えの確信度（%）			%
別の考え				

自分が今まで考えていたこととは「別の考え」を言葉にすることができましたか。「別の考え」を取り入れることで、自分の考えの偏りに気づき、幅の広い、バランスのとれた考え方ができるようになることが、憂うつや不安といった感情のコントロールのために重要です。

「別の考え」をいつでも言葉にすることができるようにして、とっさにバランスのとれた考え方が出てくるようになるまで、しっかり続けていきましょう。反復練習が大事です。

ホームワーク　（別の考え課題）

毎日、その日に起きた出来事について浮かんできた考えに対して、別の考えを見つけて、言葉に（書き言葉や話し言葉に）しましょう。

「別の考え」表

記入日					
／	出来事				
		感情		感情点数	点
	その時の考え				
		その時の考えの確信度（%）			%
	別の考え				

記入日 ／	出来事				
		感情		感情点数	点
	その時の考え				
		その時の考えの確信度（%）			%
	別の考え				

記入日 ／	出来事				
		感情		感情点数	点
	その時の考え				
		その時の考えの確信度（%）			%
	別の考え				

記入日 ／	出来事				
		感情		感情点数	点
	その時の考え				
		その時の考えの確信度（%）			%
	別の考え				

記入日 ／	出来事				
		感情		感情点数	点
	その時の考え				
		その時の考えの確信度（%）			%
	別の考え				

☘うつと不安の６問（Ｋ６）

第４週が終わりました。Ｋ６をやってみましょう。

うつと不安の6問（K６）

次の質問では、最近の１週間、あなたがどのように感じていたかについておたずねします。それぞれの質問に対して、そういう気持ちをどれくらいの頻度で感じていたか、一番あてはまる番号に○印をつけてください。○印のついた数字を合計して（　）に記入してください。

最近の1週間、どれくらいしばしば…	全くない	少しだけ	ときどき	たいてい	いつも
①　神経過敏に感じましたか。	0	1	2	3	4
②　絶望的だと感じましたか。	0	1	2	3	4
③　そわそわしたり、落ち着きなく感じましたか。	0	1	2	3	4
④　気分が沈みこんで、何が起こっても気が晴れないように感じましたか。	0	1	2	3	4
⑤　何をするのも骨折りだと感じましたか。	0	1	2	3	4
⑥　自分は価値のない人間だと感じましたか。	0	1	2	3	4

合計点　（　　　　）点

第5週

思考変化記録表を完成させよう

第5週の課題は、これまでやってきたことの総まとめです。

感情を点数にし、考え（自動思考）を確信度でとらえ、「別の考え」を言葉にする練習を行ってきました。それをふまえて、「別の考え」によりあなたの感情点数や、考え（自動思考）の確信度がどのように変化したかを記録して、「思考変化記録表」を完成させます。

Aさんが完成させた思考変化記録表を見てみましょう。

Aさんの例

憂うつの思考変化記録表

出来事	上司から仕事上のミスをきつく注意された。			
	感情	憂うつ	**感情点数**	60点
その時の考え	また、失敗した！　本当に自分はダメな人間だ。こんなに何度もミスをしてしまって、上司は私を降格させるかもしれない。			
	その時の考えの確信度（%）			80%
別の考え	私は有能だ。人間だからミスはする。失敗からいろいろ学ぶことができた。			
	別の考えによる変化		**感情点数**	40点
			確信度	50%

〈結果〉

感情点数が 60 点から 40 点に変わった。

確 信 度が 80 %から 50 %に変わった。

出来事	口の悪いお客さんに、仕事の出来上がりについて嫌味を言われた。			
	感情	憂うつ	感情点数	70点
その時の考え	あの人は私が嫌いに違いない。簡単な仕事なのに満足にできないなんて、自分はなんて役立たずなんだろう。			
	その時の考えの確信度（%）			90%
別の考え	以前に私をほめてくれたこともあった。お客さんは、虫のいどころが悪かったのだ。			
	別の考えによる変化		感情点数	40点
			確信度	60%

〈結果〉

感情点数が 70 点から 40 点に変わった。

確 信 度が 90 %から 60 %に変わった。

●Aさんの例●

不安の思考変化記録表

出来事	重大な仕事の責任者に突然抜擢された。			
	感情	不安 	**感情点数**	40点
その時の考え	その仕事は自分にできないかもしれない。失敗したらどうなるだろう。クビになるかもしれない。			
	その時の考えの確信度（%）			90％
別の考え	自分の能力を向上させるよいチャンスだ。成功したら、昇進するだろう。			
	別の考えによる変化		**感情点数**	10点
			確信度	50％

〈結果〉

感情点数が 40 点から 10 点に変わった。

確 信 度が 90 %から 50 %に変わった。

Aさんは「別の考え」を見つけた後、再び憂うつや不安の感情点数が下がり、また、「その時浮かんできた考え」（自動思考）に対する「確信度」も下がることに気づきました。

Ａさんは、思考変化記録表を完成することで、自分がいかに自動思考によって大きな影響を受け、ひどく憂うつになったり、ひどく不安になったりしていたかを知りました。

Ａさんが気づいたように、自動思考に対する別の考えを見つけることができれば、感情や確信度は変わりうるのです。そしてその結果、うつや不安の悪循環から抜け出すこともできるのです。

それでは、今度は、あなたが、あなたの思考変化記録表を完成させてみましょう。

書いてみよう

憂うつな気分になったときの思考を記録しましょう。

憂うつの思考変化記録表

出来事				
	感情		感情点数	点
その時の考え				
	その時の考えの確信度（%）			%
別の考え				
	別の考えによる変化		感情点数	点
			確信度	%

〈結果〉

感情点数が　　　点から　　　点に変わった。

確 信 度が　　　%から　　　%に変わった。

出来事				
	感情		感情点数	点
その時の考え				
	その時の考えの確信度（%）			%
別の考え				
	別の考えによる変化		感情点数	点
			確信度	%

〈結果〉

感情点数が □ 点から □ 点に変わった。

確 信 度が □ %から □ %に変わった。

出来事			
	感情	感情点数	点
その時の考え			
	その時の考えの確信度（%）		%
別の考え			
	別の考えによる変化	感情点数	点
		確信度	%

〈結果〉

感情点数が［　］点から［　］点に変わった。

確 信 度が［　］%から［　］%に変わった。

➲書いてみよう

不安な気持ちになった時の思考を記録しましょう。

不安の思考変化記録表

出来事				
	感情		感情点数	点
その時の考え				
	その時の考えの確信度（%）			%
別の考え				
	別の考えによる変化		感情点数	点
			確信度	%

〈結果〉

感情点数が［　　］点から［　　］点に変わった。

確 信 度が［　　］%から［　　］%に変わった。

出来事				
	感情		感情点数	点
その時の考え				
	その時の考えの確信度（%）			%
別の考え				
	別の考えによる変化		感情点数	点
			確信度	%

〈結果〉

感情点数が□点から□点に変わった。

確　信　度が□%から□%に変わった。

出来事				
	感情		感情点数	点
その時の考え				
	その時の考えの確信度（%）			%
別の考え				
	別の考えによる変化		感情点数	点
			確信度	%

〈結果〉

感情点数が □ 点から □ 点に変わった。

確 信 度が □ %から □ %に変わった。

ホームワーク　（思考変化記録表課題）

毎日、その日に起きた出来事について自分の感情や考えをとらえ、別の考えを見つけましょう。そうすることで、元の感情や元の考えが、どのように変化するでしょうか？　思考変化記録表につけましょう。

思考変化記録表

記入日 ／	出来事			
	感情		感情点数	点
	その時の考え			
	その時の考えの確信度（%）			%
	別の考え			
	別の考えによる変化		感情点数	点
			確信度	%

〈結果〉

感情点数が　　　点から　　　点に変わった。

確 信 度が　　　%から　　　%に変わった。

記入日 ／	出来事			
	感情		感情点数	点
	その時の考え			
	その時の考えの確信度（％）			％
	別の考え			
	別の考えによる変化		感情点数	点
			確信度	％

〈結果〉

感情点数が □ 点から □ 点に変わった。

確 信 度が □ ％から □ ％に変わった。

記入日 ／				
	出来事			
	感情		感情点数	点
	その時の考え			
	その時の考えの確信度（%）			%
	別の考え			
	別の考えによる変化		感情点数	点
			確信度	%

〈結果〉

感情点数が［　　］点から［　　］点に変わった。

確 信 度が［　　］%から［　　］%に変わった。

記入日					
／	出来事				
		感情		感情点数	点
	その時の考え				
		その時の考えの確信度（％）			％
	別の考え				
		別の考えによる変化		感情点数	点
				確信度	％

〈結果〉

感情点数が		点から		点に変わった。
確 信 度が		％から		％に変わった。

記入日 ／	出来事			
	感情		感情点数	点
	その時の考え			
	その時の考えの確信度（%）			%
	別の考え			
	別の考えによる変化		感情点数	点
			確信度	%

〈結果〉

感情点数が　　点から　　点に変わった。

確 信 度が　　%から　　%に変わった。

応用問題　その2

ここまで、表で書いてきたものを、わかりやすくするために、図に書いてみましょう。

＿＿月＿＿日

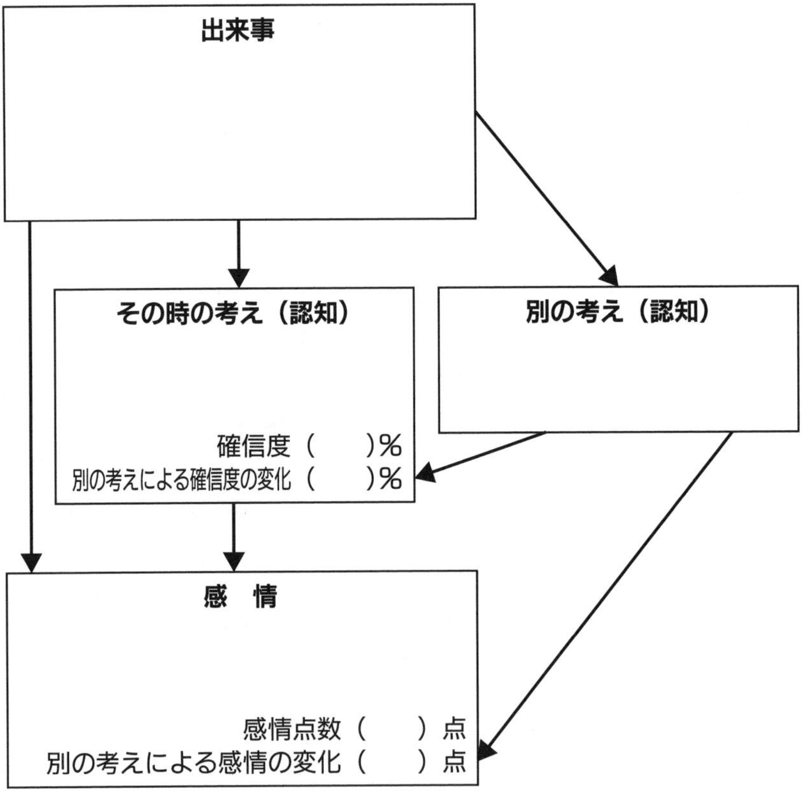

図にしてみると、表とは違う角度から、別の考えが、その時の考えの確信度や感情点数を変化させていることがよくわかります。

うつと不安の６問（Ｋ６）

第５週が終わりました。Ｋ６をやってみましょう。

うつと不安の6問（K6）

次の質問では、最近の１週間、あなたがどのように感じていたかについておたずねします。それぞれの質問に対して、そういう気持ちをどれくらいの頻度で感じていたか、一番あてはまる番号に○印をつけてください。○印のついた数字を合計して（　　）に記入してください。

最近の1週間、どれくらいしばしば…	全くない	少しだけ	ときどき	たいてい	いつも
①　神経過敏に感じましたか。	0	1	2	3	4
②　絶望的だと感じましたか。	0	1	2	3	4
③　そわそわしたり、落ち着きなく感じましたか。	0	1	2	3	4
④　気分が沈みこんで、何が起こっても気が晴れないように感じましたか。	0	1	2	3	4
⑤　何をするのも骨折りだと感じましたか。	0	1	2	3	4
⑥　自分は価値のない人間だと感じましたか。	0	1	2	3	4

合計点　（　　　　　）点

パターン注意課題

第6週

考えの3つのパターンに注意しよう

今週の課題では、第5週で作った思考変化記録表を利用して、あなたの「考えのパターン」を見つけましょう。「その時に浮かんでくる考え」(自動思考) と「別の考え」を比べてみながら、うつや不安につながる「考えのパターン」について考えます。

そのような考えを信じれば、誰でも、憂うつや不安が強くなるという「考えのパターン」が知られています。反対に、憂うつや不安を弱める「考えのパターン」を見つけることで、うつや不安におちいるのを防ぐことができるのです。

憂うつな気分や不安な気持ちが強くなると、以下の3つの「考えのパターン」に陥りやすいようです。この3つの非機能的なパターンに注意しましょう。

・自分に対する否定的な考えのパターン
・完璧主義の考えのパターン
・他者を脅威とみなす考えのパターン

一方、よい気分で、気持ちが落ち着いている時は、以下のような「考えのパターン」が多くみられます。これが望ましい機能的な良いパター

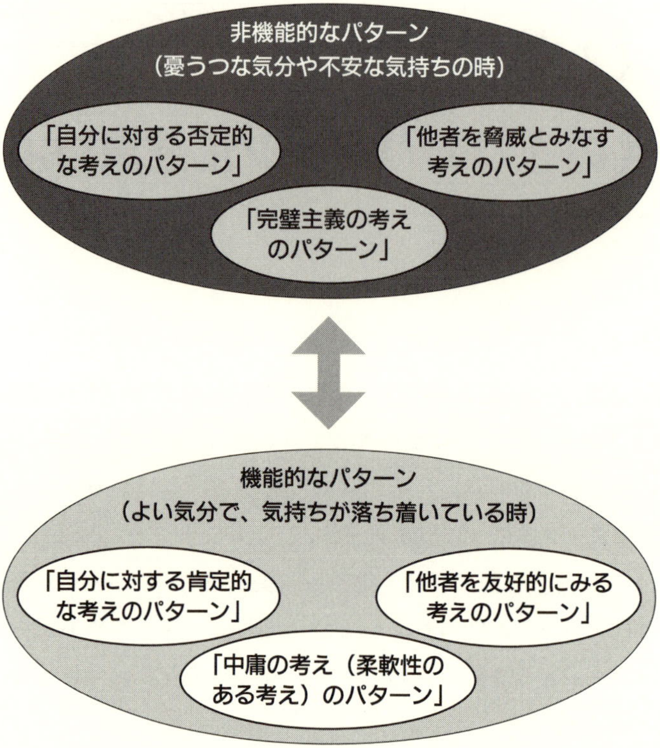

考えのパターン

ンです。

- 自分に対する肯定的な考えのパターン
- 中庸の考え（完璧にこだわりすぎない柔軟な考え）のパターン
- 他者を友好的にみる考えのパターン

Ａさんは、思考変化記録表にある「考え」を見て、パターンを探しました。

そして、憂うつな気分になっている時に、「自分に対する否定的な考えのパターン」になっていることに気づきました。自動思考として、「自分に対する否定的な考えのパターン」におちいってしまっていたのです（自動思考については「第3週　考えをとらえよう：確信度課題」をご覧ください）。

●Aさんの例●

自分に対する否定的な考えのパターン（非機能的）

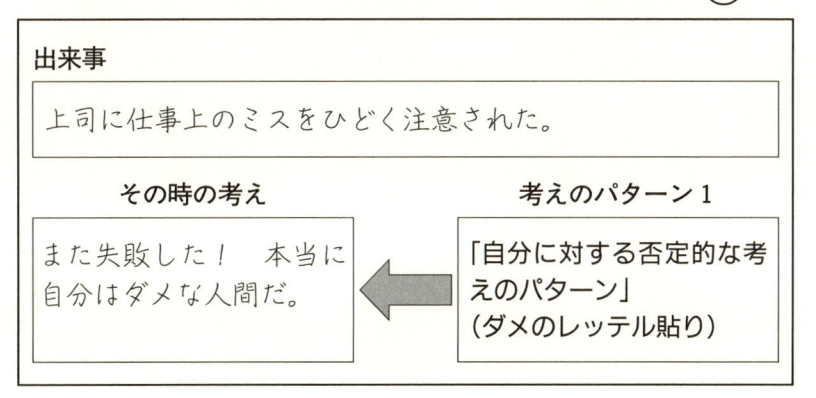

出来事

上司に仕事上のミスをひどく注意された。

その時の考え

また失敗した！　本当に自分はダメな人間だ。

考えのパターン1

「自分に対する否定的な考えのパターン」（ダメのレッテル貼り）

「自分に対する否定的な考えのパターン」には次のようなものがあります。

「自分に対する否定的な考えのパターン」の例

- 私には能力がなく、何も達成できない。
- 私はつまらない人間だ。
- 私は役立たずだ。
- 私には新しいことにチャレンジする勇気はない。
- 私は人に愛される価値がない。
- 私は何をやってもダメだ。
- 私の将来は真っ暗だ。
- 失敗したら、私の将来はおしまいだ。

一方、Ａさんは、憂うつな気分になっている時に、「別の考え」をすることで、気分がよくなったことを思い出しました。そして、気分がよくなった「別の考え」は「自分に対する肯定的な考えのパターン」に基づいていることに気づきました。

●Ａさんの例●

自分に対する肯定的な考えのパターン（機能的）

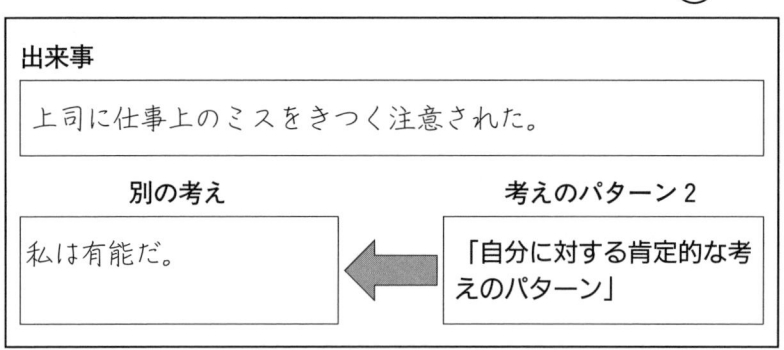

出来事

上司に仕事上のミスをきつく注意された。

別の考え

私は有能だ。

考えのパターン２

「自分に対する肯定的な考えのパターン」

「自分に対する肯定的な考えのパターン」には次のようなものがあります。

「自分に対する肯定的な考えのパターン」の例

・私には能力があり、何か達成できる。
・私はおもしろい人間だ。
・私は役に立つ。
・私には新しいことにチャレンジする勇気がある。
・私は人に愛される価値がある。
・私にも何かやれる。
・私の将来は明るい。
・失敗しても、私の将来はなんとかなる。

Aさんは、思考変化記録表で別の「考え」のパターンをみることにしました。

「その時の考え」を調べてゆくと、Aさんには、憂うつになっているときに「ミスは絶対に許されない」という、完璧主義に偏った「考えのパターン」があることに気づきました。「一度でも失敗してしまうと、それで、なにもかもダメに思えてくる。『～すべきだった』と過去の失敗を後悔し、いつまでも自分を責めてしまう」。誰にでもよくあることですが、そのような心理の背後には「完璧主義の考えのパターン」があるのです。

「完璧主義の考えのパターン」が、時には憂うつな気分を強めてしまうのです。

Aさんの例

完璧主義の考えのパターン（非機能的）

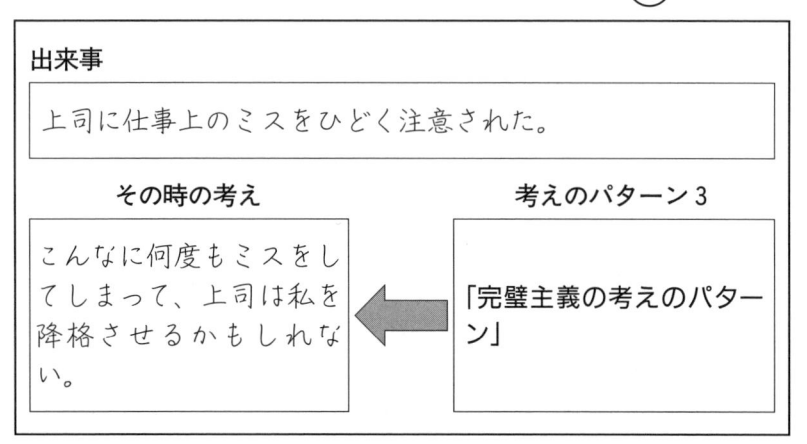

出来事

上司に仕事上のミスをひどく注意された。

その時の考え

こんなに何度もミスをしてしまって、上司は私を降格させるかもしれない。

考えのパターン3

「完璧主義の考えのパターン」

「完璧主義の考えのパターン」とは、「〜はこうあるべき」、「〜しなければならない」という思いが過度に強い「考えのパターン」のひとつです。

また、物事を極端に白か黒かのどちらかに分けて考える傾向のこともそのようにいいます。

一点の隙もなく完璧に仕事をこなすことは立派なことですが、少しくらい間違いがあって、完璧でなかったからといって、その仕事が全部失敗ということになるのでしょうか。

「完璧主義の考えのパターン」には次のようなものがあります。

「完璧主義の考えのパターン」の例

・100点をとらなければ、失敗である。99点では意味がない。
・人生は、勝つか負けるかのどちらかしかない。
・完璧なものでなければ、何の意味もない。
・人は常に完璧であるべきだ。

一方、「中庸《ちゅうよう》の考え（完璧にこだわりすぎない柔軟な考え）のパターン」というのがあります。

Aさんは「別の考え」を見てみました。「別の考え」は、失敗から得られる何かに目を向けるという柔軟性のある考えであることに気づきました。たとえば、発明王エジソンは、「失敗は成功の母」という言葉を残しました。数多く偉大な発明をした彼は、失敗することに大きな意味を感じていたのです。ノーベル賞を得た発見も失敗から生まれていることは多いのです。失敗を恐れて失敗をしないようにするあまり、私たちは大きな成功のチャンスを逃しているともいえます。

人の上に立つ人間が備えるべき徳として、「中庸」が重要という思想が古来より存在しています。器が小さい人間は「完璧主義」にとどまってしまうが、本当に器が大きい人間は「中庸」といって、ほどほどのちょうどよさを目指すのです。「完璧主義」を目指し、それを他人あるいは自分に押しつけていることは、見苦しく、つまらない、未熟さを示すことで、それよりも、完璧には至っていない、ほどほどのちょうどよさが、本当の人生の美しさ、調和のとれた満足なのだというのです。

いつでも完璧に100％の力を出しきって仕事や勉強をしていることは、良いことのように思えるでしょうが、実は伸び切ったゴムと同じで壊れやすくもろい状態なのです。本当に安定した状態というのは、いつも

80％くらいの力で仕事や勉強をほどほどにちょうどよくしていて、本当に必要な時にだけ、100％の力を出しきるという状態です。このような「中庸」が最良なのです。

子どものころは、きちんとやりなさいと、完璧主義を目指すことを求められることが多いものだと思います。しかし、大人になるということは、「完璧主義」よりさらに一段上の「中庸」が一番良いのだという姿勢に成熟していくということなのです。

●Aさんの例●

中庸の考え（完璧にこだわりすぎない柔軟な考え）のパターン（機能的）

出来事

上司に仕事上のミスをひどく注意された。

考えのパターン4

「中庸の考えのパターン」

別の考え

人間だからミスはする。失敗からいろいろ学ぶことができた。

「中庸の考え（完璧主義にこだわりすぎない柔軟な考え）のパターン」には、次のようなものがあります。

「中庸の考え（完璧にこだわりすぎない柔軟な考え）のパターン」の例

- 100点をとれなかったからといって、失敗ではない。99点は意味がある。
- 人生は七転び八起き。失敗は、成功の母。失敗から何かを学ぼう。
- 完璧なものでなくても、十分である。
- 人は完璧でないから、愛すべき存在である。

自分の中にある「〜すべき」という完璧を望む気持ちから、少し離れてみることで憂うつな気分を和らげることができるようですね。

極端に走らない、ほどよい考え方を身につけましょう。

さらに、Ａさんは、「その時の考え」（自動思考）が浮かんだ時に、なぜ不安な気持ちになったのか考えてみました。そこにはどんな「考えのパターン」があるのでしょう。

「他者を脅威とみなす考えのパターン」があったのです。

Ａさんは、たった一度の失敗にもかかわらず、「上司は自分を信用しなくなるだろう」という考えが浮かんだことについて考えてみました。Ａさんは、失敗して不安になると、現実以上に相手を怖い人間と考える自動思考に支配されてしまい、不安をエスカレートさせてしまう傾向があることに気づきました。これが、「他者を脅威とみなす考えのパターン」です。多くの人が、人間関係について抱く、よくある不安ですが、この不安が大きくなりすぎると、人づきあいの欠かせない日常生活が非常につらいものになります。

Aさんの例

他者を脅威とみなす考えのパターン（非機能的）

出来事

上司に仕事上のミスをひどく注意された。

その時の考え

上司はもともと私を嫌いなのだ。もう私を信用しないだろう。

考えのパターン5

「他者を脅威とみなす考えのパターン」

「他者を脅威とみなす考えのパターン」には次のようなものがあります。

「他者を脅威とみなす考えのパターン」の例

- この人は私を嫌っている。
- この人は私を軽蔑している。
- この人に陥れられたらどうしよう。
- この人は信頼できない。
- この人は私の言動をよく思っていない。
- この人にひどいことをされたらどうしよう。

一方、「他者を友好的にみる考えのパターン」というのがあります。

Aさんは、冷静になって上司のことを考えてみて、より現実に即した友好的な上司のイメージがわきました。そして、「別の考え」ができたのです。

このような「考えのパターン」が、不安な気持ちを和らげていることがわかります。

●Aさんの例●

他者を友好的にみる考えのパターン（機能的）

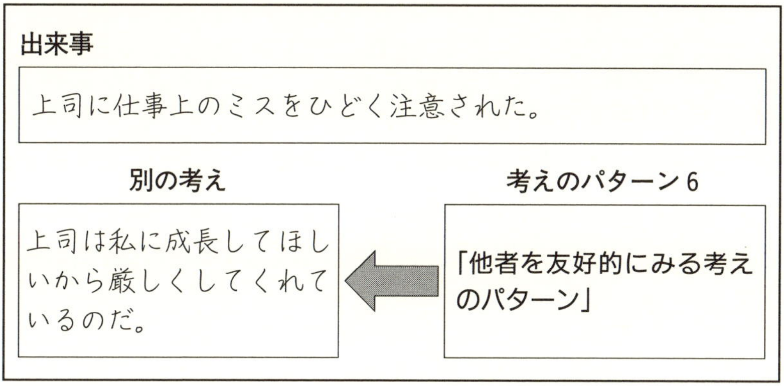
出来事
上司に仕事上のミスをひどく注意された。
別の考え
上司は私に成長してほしいから厳しくしてくれているのだ。
考えのパターン6
「他者を友好的にみる考えのパターン」

「他者を友好的にみる考えのパターン」には次のようなものがあります。

「他者を友好的にみる考えのパターン」の例

- この人は私を嫌っていない。
- この人は私を少しは認めてくれている。
- この人は私を陥れようと思ってはいない。
- この人は信頼できる。
- この人は私の言動をそれほど気にしていない。
- この人にひどいことをされても、いやだと断ればすむ。

➔書いてみよう

Ａさんの「考えの３つのパターン（非機能的なパターン）」を見て、あなたの中の「考えのパターン」に気づきましたか？　「出来事」と「その時の考え」を書き、「考えのパターン」が３つのどれであったか、１つでも、２つでも、３つでもいいので、当てはまると思うものにチェック☑してみましょう。

考えのパターン記録表

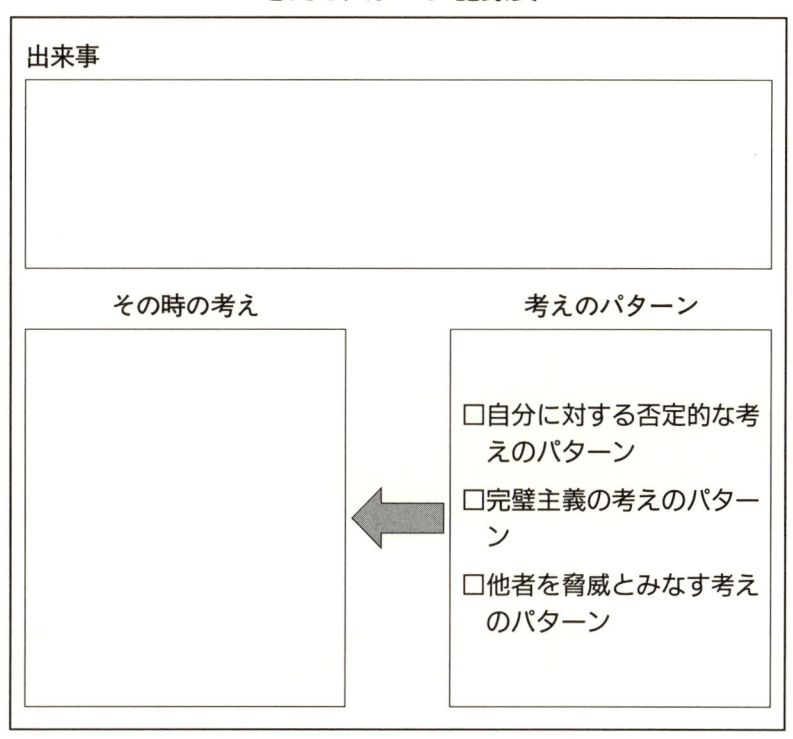

出来事

その時の考え

考えのパターン

- □自分に対する否定的な考えのパターン
- □完璧主義の考えのパターン
- □他者を脅威とみなす考えのパターン

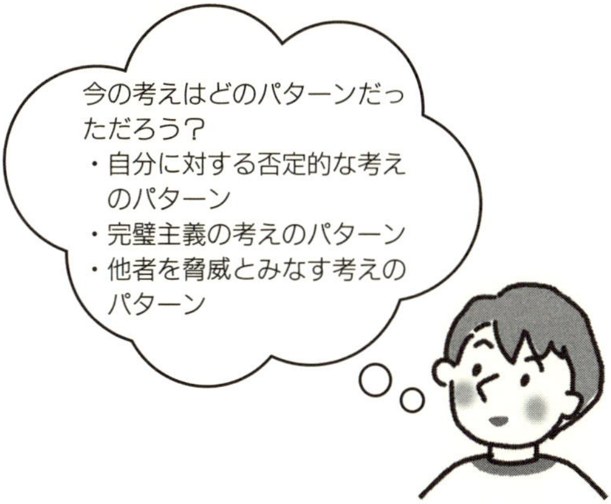
今の考えはどのパターンだったたろう？
・自分に対する否定的な考えのパターン
・完璧主義の考えのパターン
・他者を脅威とみなす考えのパターン

「考えのパターン」が見つかったとしても、それがいつもダメな悪い非機能的な考えというわけではありません。その「考えのパターン」にどれくらい支配されてしまっているか、盲目的に信じ込んでしまっているかが、問題なのです。無条件に確信してしまっている自動思考のパターンが、憂うつな気分や不安な気持ちにつながっているのであれば、治療のためには、その考えを別の考え方に変えてみて、凝り固まったパターンから抜け出すことが重要です。

まずは、自分の中に「パターン化した考え」があることに気づくことが大切です。「考えの３つのパターン」とはどういうものであるかをつかんでください。そして、日常生活の中で、あなた自身の「考えのパターン」が３つのどれかにあてはまっているかどうかを、いつも注意して、憂うつな気分や不安な気持ちのコントロールにつなげていきましょう。

ホームワーク（パターン注意課題）

毎日、その日の出来事について自分の頭に浮かんできた考え（自動思考）を書き込みましょう。それが、３つのパターン（①自分に対する否定的な考えのパターン、②完璧主義の考えのパターン、③他者を脅威とみなす考えのパターン）のどれかにあてはまっていれば□にチェック☑をつけましょう。

考えのパターン記録表

記入日　／

出来事

その時の考え

考えのパターン

- □自分に対する否定的な考えのパターン
- □完璧主義の考えのパターン
- □他者を脅威とみなす考えのパターン

記入日　　／

出来事

その時の考え

考えのパターン

□自分に対する否定的な考えのパターン

□完璧主義の考えのパターン

□他者を脅威とみなす考えのパターン

記入日　　／

出来事

その時の考え

考えのパターン

□自分に対する否定的な考えのパターン

□完璧主義の考えのパターン

□他者を脅威とみなす考えのパターン

記入日　　／

出来事

その時の考え

考えのパターン

□自分に対する否定的な考えのパターン

□完璧主義の考えのパターン

□他者を脅威とみなす考えのパターン

記入日　　／

出来事

その時の考え

考えのパターン

□自分に対する否定的な考えのパターン

□完璧主義の考えのパターン

□他者を脅威とみなす考えのパターン

うつと不安の6問（K6）

第6週が終わりました。K6をやってみましょう。

うつと不安の6問（K 6）

次の質問では、最近の１週間、あなたがどのように感じていたかについておたずねします。それぞれの質問に対して、そういう気持ちをどれくらいの頻度で感じていたか、一番あてはまる番号に○印をつけてください。○印のついた数字を合計して（　　）に記入してください。

最近の1週間、どれくらいしばしば…	全くない	少しだけ	ときどき	たいてい	いつも
① 神経過敏に感じましたか。	0	1	2	3	4
② 絶望的だと感じましたか。	0	1	2	3	4
③ そわそわしたり、落ち着きなく感じましたか。	0	1	2	3	4
④ 気分が沈みこんで、何が起こっても気が晴れないように感じましたか。	0	1	2	3	4
⑤ 何をするのも骨折りだと感じましたか。	0	1	2	3	4
⑥ 自分は価値のない人間だと感じましたか。	0	1	2	3	4

合計点　（　　　　　）点

反すうそらし課題

第7週

くよくよと考え続けるのをやめよう

気分が落ち込んだり、不安が高まっている時は、誰でも同じことを「くよくよ繰り返し考えてしまう（「反すう」してしまう、あるいは、「心配」し続けてしまう）」ものです。でも、「同じことをくよくよと繰り返し考えている」と、人はますます気分が落ち込んだり、不安が高まったりして、どんどん悪循環におちいっていくことが知られているのです。今週の課題は、どのようにしたら、くよくよと考え続けるのをやめることができるのかについて、考えていきましょう。

Aさんは仕事をしている時に、いつも繰り返し、同じことを頭の中で考えてしまいます。

・私は、締め切りまでにこの仕事を仕上げられるだろうか……。
・仕上げる能力が私にあるのだろうか……。
・アイデアが枯渇しているような気がする……。
・アイデアがこのまま出ないと仕事を仕上げられないかもしれない……。
・私は本当は創造的な人間ではないのだ……。
・この仕事は自分には向いていないのだ……。
・自分には能力がないのかもしれない……。
・締め切りは刻々と近づいてくるぞ……。

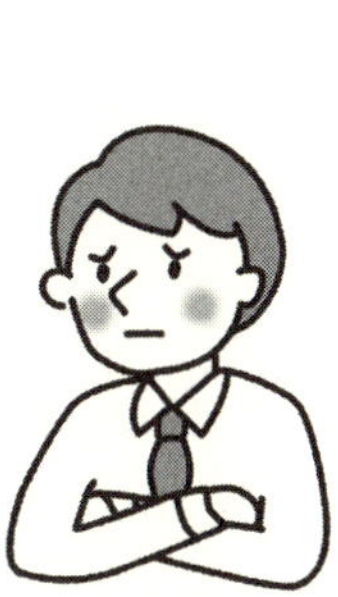

このように、Ａさんは、ある事柄について繰り返し考えてしまうことが、１日に何度かあることに気がつきました。

そこで、Ａさんは「反すう」している内容について、いくつかのテーマにまとめて、書き出してみました。

Ａさんの例

反すうしている内容

①仕事の締め切りについて。
②上司からミスを指摘されたことについて。
③またお客さんに嫌味を言われたことについて。

書いてみよう

Ａさんが書き出した内容を参考に、あなたが普段繰り返し考え込んでいる事柄について考えてみましょう。思いついたら、その内容を次の表の「反すうしている内容」の欄に１つずつ記入していってください。

反すうしている内容

反すうの良い面と悪い面を見つける

ものごとには、コインの表と裏のように、良い面と悪い面があります。

反すうを行うのも、良い面と悪い面があるでしょう。良い面と悪い面をそれぞれリストアップしてみましょう。

Ａさんは、先ほど挙げた反すうしている内容を思い出しながら、反すうの良い面と悪い面を挙げてみました。

●Aさんの例●

反すうの良い面と悪い面

反すうしている内容	
仕事の締め切りについて。	
良い面	**悪い面**
何かいいアイデアが浮かぶかもしれない。	締め切りに遅れるかもしれないと不安になる。

反すうしている内容	
上司からミスを指摘されたことについて。	
良い面	**悪い面**
自分のミスを反省して、次に活かせる。	その時の場面を思い出して、暗い気持ちになる。

反すうしている内容	
またお客さんに嫌味を言われたことについて。	
良い面	**悪い面**
お客さんへのベストな対応方法が見つかる。	そのお客さんへのいやな感情が湧いてくる。

➔書いてみよう

Ａさんが書き出した良い面と悪い面を参考にして、反すうをすることでどのような良い面と悪い面があるのか、考えてみましょう。

思いついたら、その内容を以下の表に１つずつ記入していってください。

反すうの良い面と悪い面

反すうしている内容	
良い面	**悪い面**

反すうしている内容

良い面	悪い面

反すうしている内容

良い面	悪い面

反すうには良い面もあるので、それにばかり目を向けていると、やめられないところがあります。リストアップすることで気づくことができるのですが、実は、反すうにはかなり悪い面も多くあるのです。良い面と悪い面を両天秤にかけるようにして、悪い面のほうが大きな問題だと考えて、反すうをやめるようにしていきましょう。

反すうの影響

繰り返し考え込むことは、一時的には不安を和らげたり、問題の解決方法のきっかけがつかめるかもしれないという利点をみることができます。

しかし、実際には、繰り返し考えることによる不安の緩和は一時しのぎなので、その後はかえって不安が大きくなることもあります。また、繰り返し考えることで問題の解決方法について良い案が思いつくことがあっても、それはギャンブルをやっているようなもので、ほとんどは、はずれの空振りに終わって、長い時間を浪費して、結局何も良い案が思いつかなかったということになり、最後にはひどくがっかりすることが多くなります。利点と思われることも、長い目でみると、欠点になっていたのです。

ですから、反すうを続けても、結局、何も解決できず、意味のない時間を使ってしまったなどと考えて、自分の憂うつさをひどく悪くする……といったように、欠点のほうが大きくなります。

反すうは、心配事を積極的に考えている状態です。考えが頭に浮かんできてしまうのはしかたがないことで、やめることはできないのですが、自分で積極的に考える反すうは、やめることができるのです。

頭の中で同じことを繰り返しくよくよと考えてしまうことへの対処方法

気になることが頭に浮かんできたとしても、そこでくよくよと考えずに、

（1）そのままにして放っておく
（2）先延ばしの時間を設定する
（3）注意をそらして反すうをやめる

といった対処をしましょう。

先延ばしの時間を設定する

Aさんは、「反すうをしてよい時間」を帰宅後の19：00〜19：15の15分間設けることにしました。

そして、その時間以外に自分が反すうしていることに気がついたときには、「19：00になったら、ゆっくり考えよう」と先延ばしにして、その時点での考えを中断してみました。

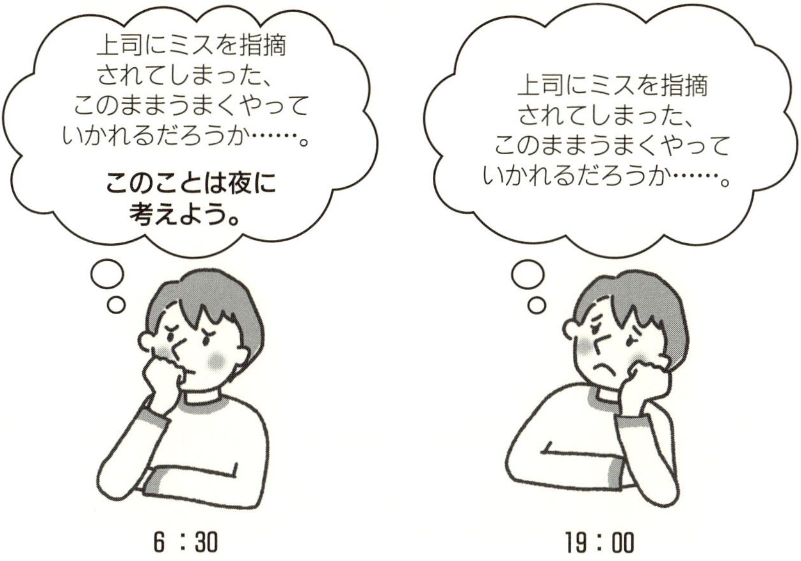
上司にミスを指摘
されてしまった、
このままうまくやって
いかれるだろうか……。
このことは夜に
考えよう。
6：30
上司にミスを指摘
されてしまった、
このままうまくやって
いかれるだろうか……。
19：00

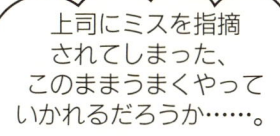

注意をそらして反すうをやめる

Aさんは、職場へ向かって車を運転している時に、職場の上司からの指摘について繰り返し考えている（反すうしている）ことに気がつきました。

その時、Aさんはそのことから注意をそらして反すうをやめるために、ラジオに合わせて歌ったり、車の外に見える標識や看板に注意を向けたりしました。

➔書いてみよう

反すうが起こりそうな状況はいくつかあります。あなたがよく考え込んでしまう状況はありますか？　あったら□にチェック☑をつけてみましょう。

反すうしている状況や場面

- □　布団の中にいる
- □　散歩をする
- □　食事をする
- □　テレビを観る
- □　車を運転する
- □　仕事でデスクに座る
- □　他人と公の場にいる
- □　コンピューターを操作する
- □　洗濯、あるいは食器洗いをする
- □　その他

チェックがついた状況や場面では、くよくよと考え込みがちなので注意しましょう。

また、同じことをくよくよと考えてしまうのは、癖《くせ》みたいに、やめるのは、簡単ではないかもしれません。

しかし、A さんのように、自分がくよくよと同じことを繰り返し考えていることに気づいた時に、何か目の前のことに意識を向けたり、何か別の行動を始めたりすることで、注意をそらすことができます。

注意をそらす方法は２通りあります。ひとつは、「外界」に注意を向けることです。もうひとつは、その場面での自分の感覚や身体の動きに注意を向けることです。

それぞれの状況や場面に応じて、注意を別のものに向ける行動をいくつか考えてみましょう。

注意を別のものに向ける行動

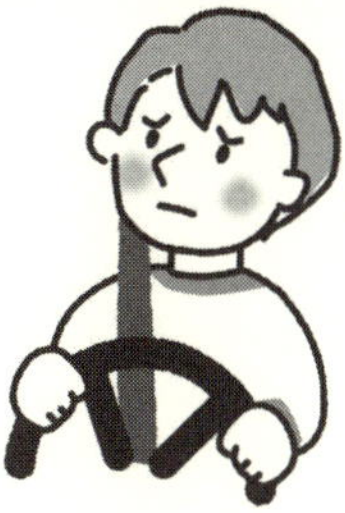

Ａさんは、反すうしている状況・場面で、注意を向ける別の事柄を思いつくかぎり書き出しました。

●Aさんの例●

反すうそらし記録表

反すうしている状況
職場へ向かって車を運転している。
注意を別のものに向ける行動
・ラジオに合わせて歌う。 ・運転中に見ているものに注意を向ける。

反すうしている状況
職場で自分の席に座っている。
注意を別のものに向ける行動
・目の前にある資料や本を声に出して読む。 ・座っている椅子の感触を確かめる。 ・自分の規則的な呼吸に集中する。

反すうしている状況
布団の中にいる。
注意を別のものに向ける行動
・布団の温かさを感じる。 ・身体を伸ばす。

反すうしている状況
公園を散歩している。
注意を別のものに向ける行動
・鳥や車、他の人の話し声などのまわりの音を聴く。 ・周りのにおいをかぐ。 ・食べ物や飲み物を楽しむ。

➔書いてみよう

まず、反すうしている状況・場面を書き出しましょう。その反すうしている状況で、反すうをそらすために他の事柄に注意を向けるとすると、どんな行動が思いつきますか？　思いつくかぎり書き出してみましょう。

反すうそらし記録表

反すうしている状況

注意を別のものに向ける行動

反すうしている状況

注意を別のものに向ける行動

反すうしている状況
注意を別のものに向ける行動

反すうしている状況
注意を別のものに向ける行動

ホームワーク　（反すうそらし課題）

毎日、くよくよと同じことを繰り返し考えている状況について、記録してみましょう。浮かんできた考えをそのまま放っておくようにしたり、先延ばしにするようにしたり、注意をそらしたりして、くよくよ考えるのをやめるようにしましょう。毎日、その日に反すうしている状況で、注意を別のものに向けるためにどんな行動を実施したか記入します。

反すうそらし記録表

記入日	反すうしている状況
／	
	注意を別のものに向ける行動

記入日	反すうしている状況
／	
	注意を別のものに向ける行動

記入日	反すうしている状況
／	
	注意を別のものに向ける行動

記入日

／

反すうしている状況

注意を別のものに向ける行動

記入日

／

反すうしている状況

注意を別のものに向ける行動

♣うつと不安の6問（K6）

第7週が終わりました。K6をやってみましょう。

うつと不安の６問（K６）

次の質問では、最近の１週間、あなたがどのように感じていたかについておたずねします。それぞれの質問に対して、そういう気持ちをどれくらいの頻度で感じていたか、一番あてはまる番号に○印をつけてください。○印のついた数字を合計して（　　）に記入してください。

最近の１週間、どれくらいしばしば…	全くない	少しだけ	ときどき	たいてい	いつも
①　神経過敏に感じましたか。	0	1	2	3	4
②　絶望的だと感じましたか。	0	1	2	3	4
③　そわそわしたり、落ち着きなく感じましたか。	0	1	2	3	4
④　気分が沈みこんで、何が起こっても気が晴れないように感じましたか。	0	1	2	3	4
⑤　何をするのも骨折りだと感じましたか。	0	1	2	3	4
⑥　自分は価値のない人間だと感じましたか。	0	1	2	3	4

合計点　（　　　　　）点

上級編

行動編

行動活性化課題

第8週

快い気分になる行動をしよう

これまで、「感情」をとらえたり、「考え」をとらえたりしてきました。

今回は、自分の「行動」のパターンをとらえてみましょう。

自分の行動くらい自分でよくわかっていると思うかもしれませんが、あらためて意識して検討してみると、気づかないうちに、うつや不安になりやすい「行動」パターンをとっていた、そして、そのパターンから抜け出せないでいたということは、誰にでもあることなのです。

さあ、自分の「行動」をとらえてみましょう。

忙しさに追われて、毎日憂うつな気分で過ごしている時には、うつに悩む以前に毎日楽しんでいた行動や活動から知らず知らずのうちに遠ざかっていることが多いものです。

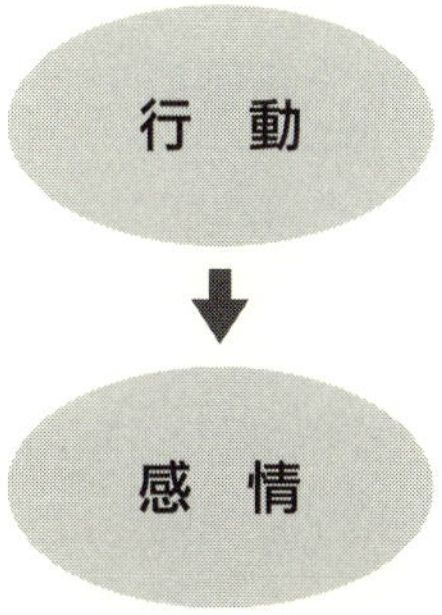

今回は、あなたが楽しんでいた行動を思い出し、時刻を決めて６日間毎日続けて15分間取り組むという課題です。また、「行動を起こすこと」が、あなたの「気分」にどのような変化をもたらすかについて考えましょう。

活動を選ぶポイント

- あなたが、以前は好んでしていたが、最近遠ざかって、やらなくなっているもの。
- あなたがやっていて楽しく、リラックスできそうなもの。
- やり終えたら気分がすっきりするだろうなと思えるもの。
- 無理せずに６日間毎日続けて15分程度実行できそうなもの。

もちろん、途中でやることを変えてしまってもかまいません。何か楽しめることを毎日15分続けて行えば、それでOKです。

Aさんの例を見てみましょう。

Aさんは楽しんでいたことを思い出して、その出来事について「快い感情評価表」を作成しました。

●Aさんの例●

快い感情評価表

出来事	応援しているサッカーチームが勝った。			
	感情	快い	**感情点数**	70点

出来事	着ていた服を同僚にほめられた。			
	感情	快い	感情点数	50点

出来事	学生時代の友人からメールがきた。			
	感情	快い	感情点数	60点

➔書いてみよう

Ａさんの例のように快い出来事について感情と感情点数を記入してみましょう。快い顔のマークも書いてみましょう。

快い感情評価表

出来事				
	感情		感情点数	点

出来事				
	感情		感情点数	点

出来事				
	感情		感情点数	点

Aさんは、表の中から、「応援しているサッカーチームが勝った」という出来事に注目しました。

Aさんはサッカーが大好きですが、サッカーの試合が毎日テレビで放送されているわけではありませんし、自分でサッカーを6日間毎日続けて15分することも無理と考えました。

そこでAさんは表に、大好きなサッカーに関係する活動を、思いつくまま書き出してみました。これを6日間毎日15分続けるのです。

●Aさんの例●

15分活動表

15分間の快い気分になる活動
①サッカーの雑誌を買ってきて、毎日読む。
②サッカーボールがあったので、毎日家の外でリフティングをする。
③以前録画していたサッカーの試合を毎晩観る。

すると、Ａさんは、表を見ているうちに、６日間、活動を続けられるか少し心配になりました。そこで、自信の度合い（自信度）も一緒につけてみました。

６日間絶対続けられるという自信があれば 100 ％、まったくできないというように自信がなければ０％、できるできない半々の自信ならば 50 ％、として（自信の度合いに０〜100 の間の数字に表して）それぞれの活動内容につけました。

Ａさんの例

15 分活動と自信度表

15 分間の快い気分になる活動	自信度（%）
①サッカーの雑誌を買ってきて、毎日読む。	80 %
②サッカーボールがあったので、毎日家の外でリフティングをする。	80 %
③以前録画していたサッカーの試合を毎晩観る。	50 %

➔書いてみよう

Ａさんの例のように、15 分間で行える快い気分になる活動を記入しましょう。その活動を６日間毎日続けて取り組める自信がどれくらいあるか、自信度を数字で表してみましょう。

15分活動と自信度表

15分間の快い気分になる活動	自信度（%）
①	%
②	%
③	%
④	%
⑤	%
⑥	%
⑦	%

⑧	%
⑨	%
⑩	%

A さんは、「15 分活動と自信度表」をもとに、6 日間行う 15 分活動の内容を決めることにしました。

●Aさんの例●

6 日間行う予定の 15 分活動

①毎日チャレンジ

サッカーのリフティング

②できない時（雨の日やあきた時）**にチャレンジ**

サッカーの雑誌を読む。

Aさんは、「15分活動と自信度表」（129ページ）の中から、自信度の一番高い①と②を比べて、②のほうが快い気分になりそうだと考え、サッカーのリフティングを毎日15分の活動に決定しました。そして雨の日やあきた時のために、①を2番目の活動にしました。

➲書いてみよう

自信度が高く、快い気分になれそうな活動を1つ選んで表に記入してください。Aさんのように、できない時の活動も選んでおくとよいでしょう。

6日間行う予定の15分活動

①毎日チャレンジ

②できない時（どんな時　　　　　　）にチャレンジ

どうしても、自分で毎日15分間できる適当な活動が思いつかない場合は、次に挙げる活動を参考にしてチェック☑をつけてみてください。

15分活動の例

- □ 家族と会話を楽しむ時間を作る。
- □ お気に入りの本やマンガを読む。
- □ お茶をゆっくり煎れて楽しむ。
- □ ビデオを観る。
- □ 好きな音楽を聴く。
- □ 散歩をする。
- □ ガーデニングをする。
- □ ペットの世話をする。
- □ 瞑想する。
- □ 軽いボディエクササイズをする（ヨガなど）。
- □ お花を生ける。
- □ お祈りをする。
- □ 料理をする。
- □ 掃除をする。
- □ プラモデル作り、手芸などをする。
- □ 以前に習った楽器を演奏する。
- □ 部屋やお風呂、車の中などで、歌を歌う。カラオケをする。
- □ 外国語の勉強をする。

これをやったらリラックスできそうだ、やり終えたら快い気分になっているんじゃないかなと思えるものがありましたか？　行う活動を決めたら、あとは、6日間毎日15分の実行です。

Ａさんは６日間の活動を次の表に記録していきました。

●Ａさんの例●

15分活動記録表

実施日	15分間の快い気分になる活動の記録	できたマーク
5／31	サッカーのリフティング	☺
6／1	サッカーのリフティング	明日
6／2	サッカーのリフティング	☺
6／3	（雨天のため）サッカーの雑誌を読む	☺
6／4	サッカーのリフティング	☺
6／5	（体がだるいので）サッカーの雑誌を読む	☺

Ａさんのように、６日間毎日15分活動を実行しましょう。

ホームワーク　（行動活性化課題）

①自分が楽しめる 15 分行動を決めましょう。

② 6 日間毎日続けて行います。

③できた日には快い顔のマークを書き入れて、できた自分をほめましょう。できなかった日には、「明日」と書いて次の日チャレンジしましょう。

6 日間行う予定の 15 分活動

①毎日チャレンジ

どんな時

②できない時（　　　　　　　　　　　）にチャレンジ

15分活動記録表

実施日	15分間の快い気分になる活動	できたマーク*
／		
／		
／		
／		
／		
／		

＊活動が実行できた日…  （できたマーク）を書く

＊活動が実行できなかった日…「明日」と書く（次の日にチャレンジすること）

うつと不安の６問（Ｋ６）

第８週が終わりました。Ｋ６をやってみましょう。

うつと不安の６問（K６）

次の質問では、最近の１週間、あなたがどのように感じていたかについておたずねします。それぞれの質問に対して、そういう気持ちをどれくらいの頻度で感じていたか、一番あてはまる番号に○印をつけてください。○印のついた数字を合計して（　）に記入してください。

最近の1週間、どれくらいしばしば…	全くない	少しだけ	ときどき	たいてい	いつも
① 神経過敏に感じましたか。	0	1	2	3	4
② 絶望的だと感じましたか。	0	1	2	3	4
③ そわそわしたり、落ち着きなく感じましたか。	0	1	2	3	4
④ 気分が沈みこんで、何が起こっても気が晴れないように感じましたか。	0	1	2	3	4
⑤ 何をするのも骨折りだと感じましたか。	0	1	2	3	4
⑥ 自分は価値のない人間だと感じましたか。	0	1	2	3	4

合計点　（　　　　）点

回避行動変化課題

第9週

回避行動を別の行動に変えよう

今回の課題は、憂うつな時の「回避行動」をとらえる練習です。普段の生活で、あなたが、特に憂うつな気分になると、とりやすい「行動」を言葉にして書き出します。誰でもそうですが、気分が落ち込んでやる気の出ない時は、ついつい人は何かを「避けたり」、「先延ばしにしたり」するものです。何かを避ける行動を「回避行動」と呼びます。

Aさんは、ここ2週間の自分の生活を振り返りました。そして、最近、憂うつな気分が続いたために、普段の生活の中に、元気な時にはなかった「行動のパターン」があることに気づきました。Aさんは、その「行動のパターン」が、「回避行動」であると気づきました。

Aさんの「憂うつな時の回避行動」表を見てみましょう。

Aさんの例

「憂うつな時の回避行動」表

憂うつな時の回避行動
社交的な集まりを、多忙を理由に断わる。
朝起きられなくて、1時間近く、布団の中でぐずぐずしている。
会社から帰ってきても、家の中の雑用をやらないで、テレビの前に座って、ぼーっとしている。
休日は、午後になってもベッドから出ず、結局外出しないで、家でゴロゴロしている。
くよくよ考えて寝つきが悪いため、毎晩ビールを飲んでから就寝する。

➔書いてみよう

あなたの行動でＡさんと同じような行動はありませんか。

普段の生活の中で、憂うつな気分とともにパターン化してしまっている行動（回避行動）があれば以下の表に書き出してみてください。

「憂うつな時の回避行動」表

憂うつな時の回避行動

憂うつな時の「回避行動」には、良い面と悪い面があります。

Ａさんの作成した「回避行動の良い面と悪い面」の表を見てみましょう。

●Aさんの例●

回避行動の良い面と悪い面

回避行動	社交的な集まりを、多忙を理由に断わる。
良い面	悪い面
人と会って気疲れしなくてすむ。	よい友人ができたり、有益な情報が入る機会を逃したかもしれない。

回避行動	朝起きられなくて、1時間近く、布団の中でぐずぐずしている。
良い面	悪い面
温かい布団の中にいられる。	会社でのいやなことばかり考えている。遅刻しがちになった。

回避行動	会社から帰ってきても、家の中の雑用をやらないで、テレビの前に座って、ぼーっとしている。
良い面	悪い面
雑用をしないのでラク。	机の上に保留にしたままの書類や郵便物が山積みになっている。

回避行動	休日は、午後になってもベッドから出ず、結局外出しないで、家でゴロゴロしている。
良い面	**悪い面**
休息がとれる。	一日中、くよくよ考えてばかりいる。憂うつな気分は変わらない。

回避行動	くよくよ考えて寝つきが悪いため、毎晩ビールを飲んでから就寝する。
良い面	**悪い面**
アルコールが入ると寝つきがよくなる。	眠りが浅い。毎日飲酒をしている。

➔書いてみよう

あなたの「回避行動」にはどんな良い面があるでしょう。以下の表の「良い面」に記入してください。

次に、あなたの「回避行動」の悪い面を考えて「悪い面」に記入してください。

回避行動の良い面と悪い面

回避行動	
良い面	悪い面

回避行動	
良い面	悪い面

回避行動	
良い面	悪い面

回避行動	
良い面	悪い面

回避行動	
良い面	悪い面

あなたの「回避行動」の良い面と悪い面、両方を見つけることはできましたか。

ここで、A さんの「回避行動」の良い面と悪い面を見てみましょう。

憂うつな時に、人は「回避行動」をとってしまうことがよくあります。それは、なぜなのでしょうか。

憂うつな時には、人は、目先の一時しのぎができれば、自分が本当にやりたいと思っていることはどうでもよいと思ってしまうものだからです。

たとえば、半年後に、すごく楽しみにしていた予定（コンサートに行くとか、旅行に行くとか）も、あと１週間と迫ってくるとめんどうくさい、おっくうであると思ってしまうことは、誰にでもよくあることなのです。人は、本当は、とてもやりたいと思うことでも、いざ目の前に迫ってくると、避けようとしてしまいます。

そうした時に、回避行動の良い面と悪い面を挙げてみると、良い面として挙げたことのほとんどは、一時しのぎの理由が多くありませんか？　一方で、悪い面は、本来自分がこうしたい、こうなるといいなという望みをつぶしていることに気づきます。

良い面と悪い面をてんびんの右と左に置いてみると、どちらが重たいと感じるでしょうか。一時しのぎの良い面は、すごく軽いものに感じ、本来したいというチャンスを逃している悪い面は、すごく重いものに感じませんか？　そのように考えると、回避行動の良い面は軽くて、悪い面が重いので、結局、回避行動は自分にとってあまり良い結果を導かないという結論になります。

Ａさんの回避行動を思い返してみましょう。

Ａさんのとった回避行動には、確かに、一時的には不安を和らげたり、一時的には休息をとれたりといった良い面（利点）があります。もちろん、回避行動が絶対ダメということではありません。うつの急性期は休養をとるのが基本です。しかし、Ａさんのうつの問題は、回避行動のパターンをずっととり続けていて、本来自分がしたいことができず、ますます気分が落ち込み、つらくなってしまうという悪循環におちいってしまっていることが慢性化の原因のひとつとして考えられます。

Ａさんは、「休息を十分にとり、長い時間寝ているのに、いつも疲れがとれない」という自分の問題を思い出しました。

憂うつな時の回避行動

<table>
<tr><td>回避行動</td><td colspan="2">休日は、午後になってもベッドから出ず、結局外出しないで、家でゴロゴロしている。</td></tr>
<tr><td colspan="2">良い面</td><td>悪い面</td></tr>
<tr><td colspan="2">休息がとれる。</td><td>一日中、くよくよ考えてばかりいる。憂うつな気分は変わらない。</td></tr>
</table>

↓

「休息を十分にとり、長い時間寝ているのに、いつも疲れがとれない」

↓

「回避行動」のために全体的な生活の質が下がっていることへの気づき

「回避行動」の見落としがちなところは、健康な状態の時でも人はよく回避行動と同じような行動をとるために、この行動が「憂うつな時に起こりがちな回避行動」であるとはわかりにくいことです。

人がうつになる時は、大抵の場合、自分では気づかないものです。同じように「回避行動」も非常に気づかれにくいのです。Ａさんは知らず知らずのうちに、こうした行動をとり続けていたことで、本来自分の送りたい生活から、自分を遠ざけてしまっていました。「回避行動」では、憂うつな気分は改善されません。それどころか、「回避行動」のために全体的な生活の質が下がっているのです。このことに気づくことが重要です。

憂うつを一時的にしのごうとしてとってしまう回避行動のワンパターンが、長い目で見ると、結果的には、憂うつをいつまでもつらいままで維持してしまうことになります。

次は、あなたの「回避行動」のワンパターンに代わる「別の行動」のパターンを考えて、実行していきます。その前に、まずは、自分の「回避行動」のパターンに気づいて、これは一時しのぎであって、結果的には本来の自分のしたいことを見失い、良くないのだということを、繰り返し理解するようにしましょう。もちろん、一時しのぎが完全に悪いから、回避行動を完璧にやめるという完璧主義におちいる必要はありません。たまには回避行動をやめてみる、さらに進んで、できるだけ回避行動をやめてみるというように少しずつチャレンジしてみようという姿勢で始めましょう。

「別の行動」（本来の自分がやりたいこと）にチャレンジしよう

Aさんの例を見てみましょう。

Aさんは、結局このまま「回避行動」を続けていても、現状は何一つ変わらない、自分にとってはマイナスだと考え、本来の自分がやりたいことをもう一度考えてみて、「別の行動」に変えることにしました。

Aさんの例

「回避行動」に代わる「別の行動」

回避行動	社交的な集まりを、多忙を理由に断わる。
別の行動	顔を出すだけでも社交的な集まりに参加する。

回避行動	朝起きられなくて、1時間近く、布団の中でぐずぐずしている。
別の行動	布団から出て、お風呂をわかして入る。

回避行動	会社から帰ってきても、家の中の雑用をやらないで、テレビの前に座って、ぼーっとしている。
別の行動	テレビを観るのは1時間と決める。終わったら、机の上の整理の計画を立てる。

回避行動	休日は、午後になってもベッドから出ず、結局外出しないで、家でゴロゴロしている。
別の行動	休日は友人と遊びに行く。前の週には友人に約束をとりつけておく。

回避行動	くよくよ考えて寝つきが悪いため、毎晩ビールを飲んでから就寝する。
別の行動	就寝前はアルコールをとらず、リラクゼーションをしてから寝る。

141ページに書き出した、あなたの「回避行動」のワンパターンに代わる「別の行動」のパターンを考えてみましょう。

「別の行動」とは、あなたが実際の生活の中で「回避行動」をやめるためにとる「行動」のことです。本来の自分の望みをよく思い出してください。あるいは、本当に自分がやりたいこと、自分が楽しみたいこと、うれしくなること、今日から、または明日から頑張ってやっていける現実的な行動を考えてください。

半年前に自分がやりたいと思って予定した行動も、いざ１週後に近づいてくると、面倒くさくなって、やるのがおっくうになって、回避したくなるのは誰にでもあることです。予定が目前になると悪い面（不快な面）が現実より何倍も大きく見えて、逆に良い面（快い面）が何倍も小さく感じられるものです。理性的、現実的に良い面と悪い面を比べて、本来、自分がやりたい行動を思い出してみましょう。

違う人になったつもりで考えてみてもいいでしょう。たとえば、友達や家族、恋人、尊敬する人なら、あなたのとっている「回避行動」の代わりに、どんな「行動」をとると思いますか？　回避行動をしている自分とは違う、本来のもうひとりの自分になったつもりで考えてみてください。

➔書いてみよう

次の表にあなたの「回避行動」とそれに代わる「別の行動」を書いてみましょう。

「回避行動」に代わる「別の行動」

回避行動	
別の行動	

回避行動	
別の行動	

回避行動	
別の行動	

回避行動	
別の行動	

回避行動	
別の行動	

「別の行動」は考えられましたか？　この別の行動の中で、明日（あるいは今日）から、あなたが実際に生活の中で毎日やっていけそうなものはどれですか？　もう一度よく読み直して、１つだけ選んでみてください。

計画を立てただけで、それを行動にうつさなければ、憂うつな気分は改善されません。無理な計画を立てずに、毎日、ほんの少し勇気を出せばできるという自信が持てる行動パターンを始めてみましょう。

やらなければいけないことを先延ばしにすることも「回避行動」です。今日すませたほうがいいことがあっても、「なんか面倒くさいから、明日やろう」と思うことは誰にでもあるでしょう。けれども、憂うつ感が強いと、そのような先延ばしのパターンばかりになり、その結果、自分が本当にやりたいことまでも、先延ばしにして、やらなくなって、何もやらないので、楽しみや興味の持てることがどんどんなくなってしまいます。そして、ますます落ち込み、無気力になるという行動の悪循環が生じます。

どんな小さなこと（それが雑用としか思えないこと）でも、やり終えれば、達成感が得られるものです。何か試しに行動を起こせば、憂うつな気分を減らすことができるのです。

「今から始める」を習慣にしましょう。

コラム

目前にある恐怖（不快）は大きく感じて、その先にある喜び（快）は小さく感じる現象

動物は、恐怖を感じた時に、原始的な脳の命令通り、恐怖を避けようとします。たとえば、１mの幅の大地の亀裂がある時に、亀裂の底を見ると、落ちて死ぬという恐怖を感じるので、その先にどのようにおいしそうな食べ物やすばらしいお宝があろうとも、原始的な脳の命令通り、死の恐怖の状況を避けて、そこからは進まずに元の道へと引き返すのです。すなわち、恐怖という感情は、死に直結するので非常に大きな影響を与えて、その先にあるであろう喜びは、影響は小さなものにすぎません。

しかし、人間は、原始的な脳を覆うように発達した大脳皮質が、理性的な計算をします。１mの幅だったら飛び越えることができるのではないかと。実際に、棒を使って１mという幅を測定して、亀裂の手前で１mの幅跳びの練習をしてみて、跳躍できるとわかれば、恐怖の感情を大脳皮質という理性で抑えて、その先にあるおいしそうな食べ物やすばらしいお宝という報酬のために、大地の亀裂を飛び越えようとするのです。人間は、目前にある恐怖がどれほど大きく感じられても、その先にある喜びをもっと大きく感じることができるように、理性で工夫して、ジャンプできるので

す。

このように、人間は、原始的な脳が目前にある恐怖を大きく感じ、その先にある喜びを小さく感じたとしても、それを大脳皮質の理性で恐怖を小さく、喜びを大きくして、進歩してきました。他の動物が恐れる火を人間が使いこなせるようになったのも、大脳皮質の理性のおかげでしょう。

もちろん、自分の感情に素直になるのは、とても大事なことですが、その時に、忘れてはならないのは、「目前にある恐怖（不快）は大きく感じて、その先にある喜び（快）は小さく感じる」ということです。これは動物の本能的な習性のようです。感情と理性の両者を、人間として、バランスよく見て、人間社会での適応的な行動を選択し、実践するようにしましょう。

Ａさんは６日間の別の行動のチャレンジの記録を表にしました。

●Ａさんの例●

6日間チャレンジする予定の「別の行動」

①毎日チャレンジ

布団から出てお風呂をわかして入る。

②機会があればチャレンジ

顔を出すだけでも社交的な集まりに参加する。

「別の行動」チャレンジ記録表

実施日	別の行動	できたマーク
6／7	(機会があったので) 顔を出すだけでも社交的な集まりに参加する。	
6／8	布団から出て、お風呂をわかして入る。	
6／9	布団から出て、お風呂をわかして入る。	明日
6／10	布団から出て、お風呂をわかして入る。	
6／11	(機会があったので) 顔を出すだけでも社交的な集まりに参加する。	次回
6／12	布団から出て、お風呂をわかして入る。	

ホームワーク　（回避行動変化課題）

毎日、「回避行動」に代わる「別の行動」として、本来自分がやりたいことをやるように決めましょう。「別の行動」ができた日には、快い顔のマークを書いて、自分をほめましょう。できなかった日には、「明日」（または「次回」）と書いて、次にチャレンジしましょう。

6日間チャレンジする予定の「別の行動」

①毎日チャレンジ

②機会があればチャレンジ

「別の行動」チャレンジ記録表

実施日	別の行動	できたマーク*
／		
／		
／		
／		
／		
／		

＊別の行動が実施できた日… （できたマーク）を書く

＊別の行動が実施できなかった日…「明日」（または「次回」）と書く（次の日〔次回〕にチャレンジすること）

うつと不安の６問（Ｋ６）

第９週が終わりました。Ｋ６をやってみましょう。

うつと不安の６問（Ｋ６）

次の質問では、最近の１週間、あなたがどのように感じていたかについておたずねします。それぞれの質問に対して、そういう気持ちをどれくらいの頻度で感じていたか、一番あてはまる番号に○印をつけてください。○印のついた数字を合計して（　　）に記入してください。

最近の１週間、どれくらいしばしば…	全くない	少しだけ	ときどき	たいてい	いつも
①　神経過敏に感じましたか。	0	1	2	3	4
②　絶望的だと感じましたか。	0	1	2	3	4
③　そわそわしたり、落ち着きなく感じましたか。	0	1	2	3	4
④　気分が沈みこんで、何が起こっても気が晴れないように感じましたか。	0	1	2	3	4
⑤　何をするのも骨折りだと感じましたか。	0	1	2	3	4
⑥　自分は価値のない人間だと感じましたか。	0	1	2	3	4

合計点　（　　　　　）点

第10週 不安階層表課題

不安階層表を言葉にしてみよう

対人不安からくる回避行動

うつの原因となるストレスが、対人関係の問題にからんで発生することはよく知られています。また、「第6週　考えの3つのパターンに注意しよう：パターン注意課題」で、「他者を脅威とみなす考えのパターン」を学びました。一度、上司に仕事上のミスを厳しく注意されるという出来事をきっかけにして、Aさんは、「上司は自分を嫌っている」と考え、この考えのパターンにおちいったAさんは、その後、その「上司を避ける行動」をとるようになりました。上司は、本当は、Aさんを好きで、見込みがあると期待していたのですが、やがてAさんに避けられているということに気づいてから、本当にAさんを嫌うようになって、Aさんを厳しく注意するようになってしまったのかもしれません。

「にわとりが先か、たまごが先か」というような話と思われるかもしれません。いずれにせよ、Aさんが、「他者を脅威とみなす考えのパターン」にはまってしまって、「上司を避ける行動」をとったことで、対人関係が悪循環に入ってしまったのです。

今回の課題は、対人関係の問題により、あなたが不安を感じて避けている状況について、具体的な「回避行動」を見つけて、「別の行動を考え、言葉にしてみよう」という課題です。

この課題では、新しく、「不安階層表」というものを作成します。次に、その不安階層表にしたがって、一番簡単に実行できるものからでよいので、あなたが不安を感じる状況に直接、ぶつかっていく想像をしてみます。不安を感じながらも、そこに一歩足を踏み入れてみるという「積極的な行動」に変えていくための練習です。

Aさんの上司を極力避けるという行動には、一時的には、不安を感じなくてすむという良い面があります。けれども、こうした苦手な上司を避けるという行動をとり続ける限り、Aさんの中の上司の怖いイメージは決して修正されることはありません。それどころか、避ければ避けるほど、ますます、そのイメージはより怖くて、脅威的なものになることがわかってきました。

Aさんは、「上司を避ける」という行動を「回避行動」ととらえ、「別の行動」に変えていくと決めました。

Aさんは、上司に関する自分の行動を表に書き出してみました。

●Aさんの例●

不安を感じる人物・状況とそれに対する回避行動

不安を感じる人物・状況
上司
回避行動
用があっても上司の部屋に出向かずに、極力メールでやりとりするようにしている。
上司と直接コミュニケーションをとらなくてすむように、彼の部下に伝言を頼むようにしている。
上司を見かけても、気づかないふりをしてあいさつをしない。
上司と話していても、目を見ないようにする。
会議中、上司の意見を尋ねない。

Aさんは、このようにして、上司に関わる自分のとった行動を書き出して、あらためて読んでみると、普段なにげなくやっている行動が、じつは、上司から逃げている回避行動であることに気づきました。

Aさんは、表に書き出したような行動を、いつもやっているわけではないのです。とくに憂うつだったり、不安の強い日に、このような行動をとりがちであることがわかってきました。

➔書いてみよう

あなたは、会うと不安を感じる人がいますか？　いれば書き出してみましょう。または、人ではなくて、あなたの不安が強くなる状況があれば、書いてみてください。

普段、あなたは、そのような不安を感じさせるような人や状況に出くわした時、そのような人や状況を避けるために、あなたがとっている行動（回避行動）はどのようなものですか？「回避行動」の欄に書いてみましょう。

不安を感じる人物・状況とそれに対する回避行動

不安を感じる人物・状況
回避行動

次に、「回避行動」に対して「別の行動」を考えます。

不安をひとまず横に置いて、少し不安を克服できたら、やれそうな「別の行動」をいくつか書き出してみましょう。自分のできる範囲で、「別の行動」を起こすことで、不安が変化することを実感できるようになることが今回の目標です。まずは、A さんが考えた別の行動を見てみましょう。

Aさんの例

「回避行動」に代わる「別の行動」

回避行動	用があっても上司の部屋に出向かずに、極力メールでやりとりするようにしている。
別の行動	1日1回は上司の部屋に出向いて仕事の経過報告をする。

回避行動	上司と直接コミュニケーションをとらなくてすむように、彼の部下に伝言を頼むようにしている。
別の行動	用件は、間に人を入れずに直接、上司に伝える。

回避行動	上司を見かけても、気づかないふりをしてあいさつをしない。
別の行動	朝、上司にあいさつをする。

回避行動	上司と話していても、目を見ないようにする。
別の行動	上司と話すときに、目を合わせる。

回避行動	会議中、上司の意見を尋ねない。
別の行動	上司も出席する会議では、最後に上司に意見を必ず求める。

Ａさんは、「別の行動」ひとつひとつに対する不安の点数を記入してみました。そして点数の高い順に並べて、「不安階層表」を作成しました。

●Ａさんの例●

不安階層表

順位			
1	回避行動	用があっても上司の部屋に出向かずに、極力メールでやりとりするようにしている。	
	別の行動	1日1回は上司の部屋に出向いて仕事の経過報告をする。	
		別の行動に対する不安点数	90点

順位

2	回避行動	上司と直接コミュニケーションをとらなくてすむように、彼の部下に伝言を頼むようにしている。	
	別の行動	用件は、間に人を入れずに直接、上司に伝える。	
		別の行動に対する不安点数	70点

順位

3	回避行動	上司を見かけても、気づかないふりをしてあいさつをしない。	
	別の行動	朝、上司にあいさつをする。	
		別の行動に対する不安点数	50点

順位

4	回避行動	上司と話していても、目を見ないようにする。	
	別の行動	上司と話すときに、目を合わせる。	
		別の行動に対する不安点数	40点

順位

5	回避行動	会議中、上司の意見を尋ねない。	
	別の行動	上司も出席する会議では、最後に上司に意見を必ず求める。	
		別の行動に対する不安点数	10点

「不安階層表」を作ってみましょう。

避けないで、積極的に立ち向かっていく「別の行動」を思いつくかぎり挙げてみましょう。なるべく具体的な行動を考えてください。

違う人になったつもりで考えてみてもいいでしょう。たとえば、友達や家族、恋人、尊敬する人なら、あなたのとっている「回避行動」の代わりに、どんな「行動」をとるでしょう。もうひとりの自分になったつもりで考えてもかまいません。

➲書いてみよう

「不安階層表」に回避行動とそれに代わる「別の行動」を書き込みましょう。そして「別の行動」に対する不安の点数も記入してください。「別の行動」を実際にやっているところを想像してみて、実況中継しているようにその様子を声に出して、自分がその時に、どのくらい不安になるか考えてその不安の点数を書いてみましょう。5つ書き終わったら、その点数が高い順に「順位」の欄に1～5の番号をふりましょう。

不安階層表

順位

	回避行動		
	別の行動		
		別の行動に対する不安点数	点

順位

	回避行動		
	別の行動		
		別の行動に対する不安点数	点

順位

	回避行動	
	別の行動	
	別の行動に対する不安点数	点

順位

	回避行動	
	別の行動	
	別の行動に対する不安点数	点

順位			
	回避行動		
	別の行動		
		別の行動に対する不安点数	点

Ａさんは一番下の順位５位の別の行動「上司に意見を必ず求める」を、５日間行うイメージトレーニングの課題に選びました。Ａさんは、毎日「上司に意見を必ず求める」ところを想像して、声に出して実況中継をすることにしました。

●Ａさんの例●

不安階層表から選んだ「別の行動」

上司に意見を必ず求める

●Aさんの例●

不安階層表のイメージトレーニング・チャレンジ表

実施日	別の行動	できたマーク
6／14	上司に意見を求める	☺
6／15	上司に意見を求める	明日
6／16	上司に意見を求める	☺
6／17	上司に意見を求める	☺
6／18	上司に意見を求める	☺

コラム

不安についてのワンポイントレッスン―「イメージトレーニング」

「不安を感じさせるものを避ける」ということは、自然なことですし、時と場合によっては回避することが必要なこともあるでしょう。しかし、「不安なことはいつでも避ける」が習慣になると、苦手意識を克服するチャンスはなくなり、安全な場所に引きこもることで、あなたの世界を狭めてしまう可能性があります。不安をバネにし、それを克服し、目的を達成できた時こそ、ひとまわり成長できるのです。

不安な状況を避ける回避行動を発見したら、不安階層表を作って、まずは不安の点数が低い、一番下にある（すなわち、簡単にできそうな）課題を見つけましょう。そして、実際に自分がやっているところを想像し、その様子を声に出して、実況中継してみてください。不安な状況に慣れていく自分をイメージトレーニングするということです。さらに、下から順々に、不安の点数が高い課題に、段階的に、自分からぶつかっていくところを想像してください。階段をのぼるように、一段一段上がっていきますから、確実に一番上までたどりつけます。もしも、のぼることが難しいと感じたら、それは、段差が開きすぎているので、途中にもう一段、階段を用意するようにしましょう。想像で慣れたら、現実でも慣れることができます。

ホームワーク　（不安階層表課題）

不安階層表を作って、一番下の順位にある「別の行動」に、毎日、チャレンジしている自分を想像し、声を出して、実況中継してみましょう。「別の行動」の想像と実況中継が実行できた日は、快い顔のマーク☺を書いて自分をほめましょう。できなかった日は、「明日」と書いて、次の日にチャレンジしましょう。

不安階層表から選んだ「別の行動」

不安階層表のイメージトレーニング・チャレンジ表

実施日	別の行動	できたマーク*
／		
／		
／		
／		
／		

＊別の行動の想像と実況中継が実行できた日…  （できたマーク）を書く

＊別の行動の想像と実況中継が実行できなかった日…「明日」と書く（明日実行すること）

うつと不安の6問（K6）

第10週が終わりました。K6をやってみましょう。

うつと不安の6問（K６）

次の質問では、最近の１週間、あなたがどのように感じていたかについておたずねします。それぞれの質問に対して、そういう気持ちをどれくらいの頻度で感じていたか、一番あてはまる番号に○印をつけてください。○印のついた数字を合計して（　）に記入してください。

最近の１週間、どれくらいしばしば…	全くない	少しだけ	ときどき	たいてい	いつも
①　神経過敏に感じましたか。	0	1	2	3	4
②　絶望的だと感じましたか。	0	1	2	3	4
③　そわそわしたり、落ち着きなく感じましたか。	0	1	2	3	4
④　気分が沈みこんで、何が起こっても気が晴れないように感じましたか。	0	1	2	3	4
⑤　何をするのも骨折りだと感じましたか。	0	1	2	3	4
⑥　自分は価値のない人間だと感じましたか。	0	1	2	3	4

合計点　（　　　　　）点

曝露課題

第11週

不安に慣れよう

第11週の課題では、不安階層表をもとに、一番簡単な「別の行動」に現実にチャレンジしていきましょう（不安階層表については「第10週　不安階層表を言葉にしてみよう：不安階層表課題」を参照してください）。

最初、真正面からぶつかるのが難しいならば、注意をちょっと別にそらしながらチャレンジをしてみましょう。慣れれば、そのうち注意をそらさなくても、真正面からぶつかることができるようになります。

避けていたことをやってみること（不安は下がるものということを体験する）

恐れ、避けている状況に対する不安な感情は、実際に行動してみて、段階的にならしていくことで、コントロールできることを学んでゆきます。

次の図（縦軸は、不安の100点満点の点数、横軸は、5分、10分、15分、20分、25分、30分のような時間を示しています）に示しているように、不安の点数は時間とともに下がり、さらに不安を低減する練習を繰り返すことにより下がる、つまり、慣れるという原理があります。このことを体験しましょう。

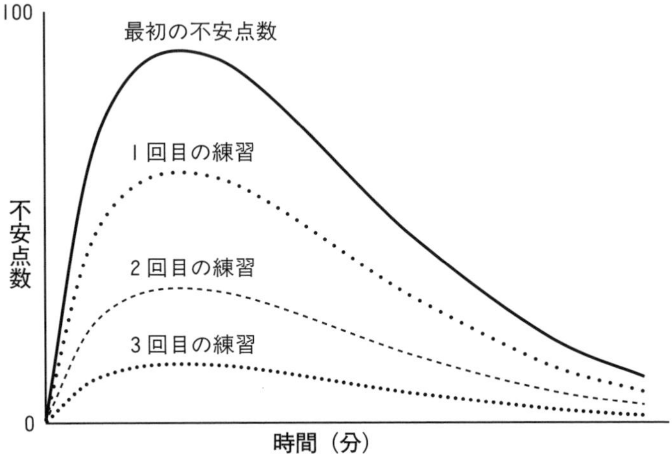

不安は、時間とともに、下がる
不安は、練習を繰り返すことにより、下がる

Ａさんは、前回作成した不安階層表をもとにして不安点数の低い行動からやってみることにしました。そして行動前の不安点数と行動後の不安点数をつけて、不安点数を比較しました。

Aさんの例

不安点数の比較表

実施日 6/21	行動内容	上司も出席する会議では、最後に上司に意見を必ず求める。			
	不安点数	行動前	10点	行動後	10点

実施日 6/22	行動内容	上司も出席する会議では、最後に上司に意見を必ず求める。			
	不安点数	行動前	10点	行動後	5点

実施日 6/23	行動内容	上司と話す時に、目を合わせる。			
	不安点数	行動前	40点	行動後	30点

実施日 6/24	行動内容	上司も出席する会議では、最後に上司に意見を必ず求める。			
	不安点数	行動前	10点	行動後	0点

実施日 6/25	行動内容	上司と話す時に、目を合わせる。			
	不安点数	行動前	40点	行動後	20点

➔書いてみよう

①まず最初に前回作成した不安階層表の中から、実際に行う「別の行動」を1つ選びます。

②「別の行動」をする前に、不安点数を測り、メモしてください。

③行動後も、同様に不安点数を測り、メモしておきます。そしてその日のうちに、表に記入してください。

実際に行動してみて、恐れ、避けている状況に対する不安な感情の点数がしだいに下がることを、あなた自身が理解することが重要です。

不安点数の比較表

実施日 ／	行動内容				
	不安点数	行動前	点	行動後	点

実施日 ／	行動内容				
	不安点数	行動前	点	行動後	点

実施日 ／	行動内容				
	不安点数	行動前	点	行動後	点

実施日 ／	行動内容				
	不安点数	行動前	点	行動後	点

実施日 ／	行動内容				
	不安点数	行動前	点	行動後	点

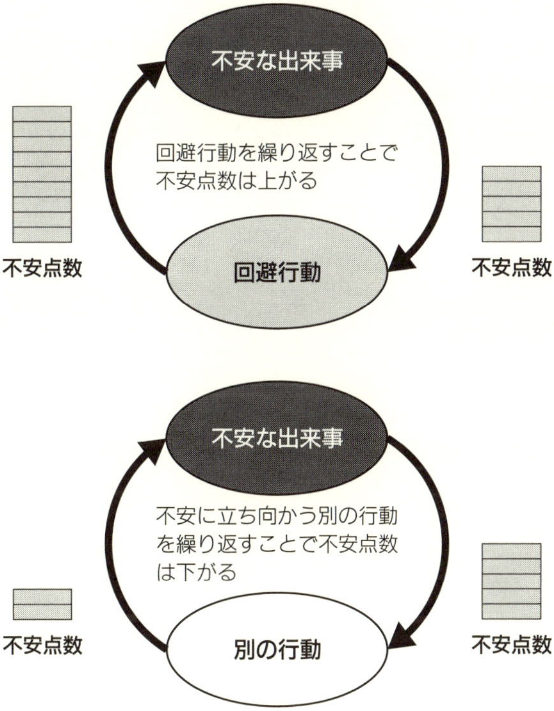

行動による不安点数の変化

コラム

不安についてのワンポイントレッスン―「逃げちゃダメだ！」

ある状況で、とても不安でいやな体験をしたために、特定の人や活動を、極力避けるようになったということを、多く人が経験しているかもしれません。このような回避行動には、一時的には不安を下げるという効果があります。しかし、回避行動をとり続けると、その状況に直面することに対しての不安感が、結局、雪だるまが坂を転がってどんどん大きくなっていくように、高くなっていきます。

状況から回避するという行動が習慣化してしまうと、状況への不安はますます強くなり、まだ不安なので、その状況を回避する、不安がさらに強くなる……という悪循環が生じてしまいます。

こうした悪循環を断ち切るためには、多少の恐れはあっても、不安な状況に挑戦していく姿勢が重要になります。「逃げちゃダメだ！」と3回となえて、チャレンジしましょう。

自分をほめよう

「第2週　自分をほめよう：自己肯定課題」で体験した時のように、あなたが決定した行動を始められたことを高く評価しましょう。不安な状況に立ち向かう行動を起こすということは、大変に骨の折れることですし、勇気のいることです。

あなたは、一日ちゃんと課題をこなしました。大変立派なことです。新しいことに挑戦した自分をほめてあげてください。たとえ小さなことでも回避行動にチャレンジすることによって、あなたが、自分自身で生活をコントロールできるという感覚を取り戻すことができます。失敗しても、多少恥ずかしい思いをしたとしても、不安なことにチャレンジしたということによって達成感や満足感は得られるのです。

難しく感じる課題かもしれませんが、失敗して、不愉快な思いを多少することがあっても、「失敗は成功の母」の言葉を思い出して、前向きに取り組んでゆきましょう。

ホームワーク　（曝露課題）

毎日、自分が不安に感じる状況に別の行動でもって 15 分間、立ち向かっていきましょう。点数の低いもの 1 つにしぼって練習しましょう。やる前とやり終わった時の不安が、何点から何点に下がっているか、点数もつけてみてください。

不安点数の比較表

実施日 ／	行動内容				
	不安点数	行動前	点	行動後	点

実施日 ／	行動内容				
	不安点数	行動前	点	行動後	点

実施日 ／	行動内容						
	不安点数	行動前	点		行動後	点	

実施日 ／	行動内容						
	不安点数	行動前	点		行動後	点	

実施日 ／	行動内容						
	不安点数	行動前	点		行動後	点	

うつと不安の６問（Ｋ６）

第11週が終わりました。Ｋ６をやってみましょう。

うつと不安の6問（K6）

次の質問では、最近の１週間、あなたがどのように感じていたかについておたずねします。それぞれの質問に対して、そういう気持ちをどれくらいの頻度で感じていたか、一番あてはまる番号に○印をつけてください。○印のついた数字を合計して（　）に記入してください。

最近の１週間、どれくらいしばしば…	全くない	少しだけ	ときどき	たいてい	いつも
①　神経過敏に感じましたか。	0	1	2	3	4
②　絶望的だと感じましたか。	0	1	2	3	4
③　そわそわしたり、落ち着きなく感じましたか。	0	1	2	3	4
④　気分が沈みこんで、何が起こっても気が晴れないように感じましたか。	0	1	2	3	4
⑤　何をするのも骨折りだと感じましたか。	0	1	2	3	4
⑥　自分は価値のない人間だと感じましたか。	0	1	2	3	4

合計点　（　　　　　）点

第12週

再発防止課題

再発を防止しよう

症状が軽くなってくると、誰でも、もうそろそろいいかなと、途中でやめたくなってしまいます。でも、少し軽くなったからといって、油断して、途中でやめてしまうと、再発（症状のぶり返し）ということが起こりえます。中途半端でやめてしまうことは、とてももったいないことなのです。思い切って、認知行動療法の姿勢を、日常の隅々にまでいきわたらせて、認知行動療法をやっていることを意識しないでできるくらいまで続けてみましょう。「継続は力なり」です。

何かを継続していくために、良い方法として、1年後、1カ月後、1週間後の「3段階の目標を決める」という方法があります。

「うつ」や「不安」の問題を克服して、すっかり心の健康を取り戻している1年後のあなたは、何をやってみたいですか？　急に、やりたいことを聞かれても、誰でも困ると思いますが、なんでもかまいません。ちょっと興味があったけれどなかなか手を出せなかったこと、自分には難しそうに思えてあきらめかけていたことはありませんか？　1年後の自分はこうなっていて、こんなことをやってみたいという夢や希望をまず書いてみましょう。

➔書いてみよう

1年後のあなたのやりたいことを書いてみましょう。

長期目標

次に、1年後の目標に向かって、

1カ月後のあなたのやりたいことを書いてみましょう。

中期目標

さらに、1カ月後の目標に向かって、

1週間後のあなたのやりたいことを書いてみましょう。

短期目標

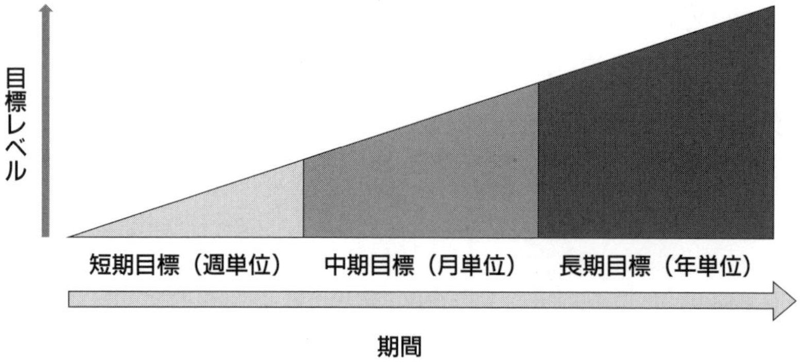

短期・中期・長期の３段階の目標を決める

目標を短期、中期、長期と３段階で決めて、それらの目標に向かって、毎日簡単なことでいいですから、これまでの認知行動療法の課題を続けてください。

それでは、ここまで第１週から第11週までやってきた課題（ホームワーク）をもう一度ふりかえってみましょう。他の人に、認知行動療法の良さについてくわしく教えてあげることができれば、すっかり身についたといえます。

初級編（感情編）

第 1 週　感情をとらえよう（感情点数課題）　3

第 2 週　自分をほめよう（自己肯定課題）　18

中級編（認知編）

第 3 週　考えをとらえよう（確信度課題）　29

第 4 週　別の考えを見つけよう（別の考え課題）　49

第 5 週　思考変化記録表を完成させよう（思考変化記録表課題）　63

第 6 週　考えの 3 つのパターンに注意しよう（パターン注意課題）　83

第 7 週　くよくよと考え続けるのをやめよう（反すうそらし課題）　103

上級編（行動編）

第 8 週　快い気分になる行動をしよう（行動活性化課題）　125

第 9 週　回避行動を別の行動に変えよう（回避行動変化課題）　139

第10週　不安階層表を言葉にしてみよう（不安階層表課題）　160

第11週　不安に慣れよう（曝露課題）　177

第12週　再発を防止しよう（再発防止課題）　186

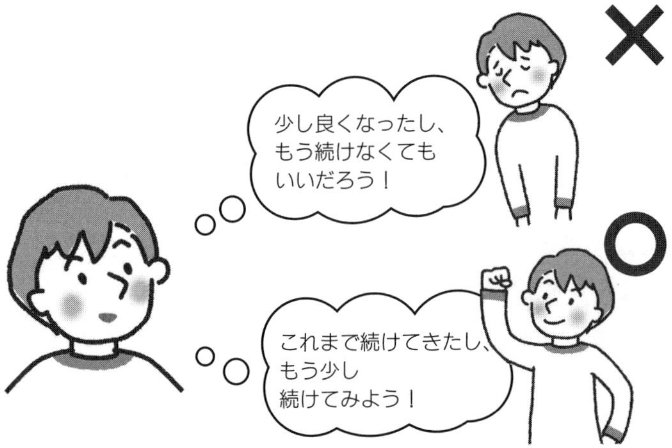
少し良くなったし、
もう続けなくても
いいだろう！
これまで続けてきたし、
もう少し
続けてみよう！

途中で症状が軽くなっても，毎日続けましょう

どうですか？　すべての課題の内容を他の人に説明できますか？

他の人に説明できない課題があれば、その課題は、まだしっかり身についているとはいえません。そのページに戻って、もう一度やり直してみましょう。七転び八起きの精神で、何回でもやり直していいのです。何度でも、繰り返して続けましょう。

Aさんは5週にわたって復習するべき課題のチャレンジ表をつくりました。

Aさんの例

課題チャレンジ表

開始日	課題名	できたマーク
1週目 6／28	自分をほめよう（自己肯定課題）	
2週目 7／5	快い気分になる行動をしよう（行動活性化課題）	来週
3週目 7／12	くよくよと考え続けるのをやめよう（反すうそらし課題）	
4週目 7／19	快い気分になる行動をしよう（行動活性化課題）	来週
5週目 7／26	不安階層表を言葉にしてみよう（不安階層表課題）	

ホームワーク（再発防止課題）

3段階の目標に向かって、毎週、何か1つ認知行動療法の課題を実行しましょう。できた週は、快い顔のマークを書いてください。できなかった週は、「来週」と書いて、次の週にチャレンジしましょう。

課題チャレンジ表

開始日	課題名	できたマーク*
1 週目 ／		
2 週目 ／		
3 週目 ／		
4 週目 ／		
5 週目 ／		

＊課題が実行できた週…  （できたマーク）を書く

＊課題が実行できなかった週…「来週」と書く（来週チャレンジすること）

うつと不安の6問（K６）

第 12 週は終わりました。K 6 をやってみましょう。

うつと不安の6問（K6）

次の質問では、最近の１週間、あなたがどのように感じていたかについておたずねします。それぞれの質問に対して、そういう気持ちをどれくらいの頻度で感じていたか、一番あてはまる番号に○印をつけてください。○印のついた数字を合計して（　）に記入してください。

最近の1週間、どれくらいしばしば…	全くない	少しだけ	ときどき	たいてい	いつも
①　神経過敏に感じましたか。	0	1	2	3	4
②　絶望的だと感じましたか。	0	1	2	3	4
③　そわそわしたり、落ち着きなく感じましたか。	0	1	2	3	4
④　気分が沈みこんで、何が起こっても気が晴れないように感じましたか。	0	1	2	3	4
⑤　何をするのも骨折りだと感じましたか。	0	1	2	3	4
⑥　自分は価値のない人間だと感じましたか。	0	1	2	3	4

合計点　（　　　　　）点

すべての課題が他人に説明できるほど、毎日の生活の中に活用されていれば、あなたは、本当に、認知行動療法を身につけたといえます。

おめでとうございます！！！

あなたは、卒業です。

「修了証書」 を授与します。

次のページの［　　　　］殿の空欄に自分の名前と日付を入れて、額に入れて、よく見えるところに飾っておきましょう。

これからのあなたの人生を生きるうえでも、この本で学んだ「認知行動療法の精神」を忘れないで活用してください。

✂切りとり線

修了証書

殿

あなたは『自分でできる認知行動療法』のワークブックのすべての課程を修められましたので、これを証します。今後も身につけた認知行動療法を忘れずに活用してください。

平成　　年　　月　　日

著者　清水栄司

あとがき

認知行動療法の世界は、いかがでしたか？

ワークブックで一人で体験する世界なので、書き言葉が中心の認知行動療法は、どうしても限界が大きかったと思いますが、本の代金の割には、お得な体験ができたという感想を著者は期待しております。最後まで認知行動療法がどうもよくわからなかった、効果が実感できなかったという方がいるかもしれません。今でもうつや不安でひどく困っている場合は、医療機関で、治療者と行う認知行動療法を受けたほうがよいかどうか相談してみましょう。対面で治療者と二人で行う認知行動療法は、私たちが日常的に用いる話し言葉が中心です。治療者と話すだけで、簡単に別の考え方を見つけることができますので、お金も時間も手間もかかりますが、ワークブックで一人で行う認知行動療法とは、まったく違う体験となるでしょう。

認知行動療法は、現在でも、科学的・医学的な根拠に基づいた研究が進められています。本書は、本当の入門書にすぎませんので、これからも、どんどん認知行動療法の世界にチャレンジすることを忘れないでください。楽しく続けていきましょう。

清水栄司

■著者略歴

清水 栄司（しみず えいじ）

千葉大学大学院医学研究院・認知行動生理学・教授。

1965年山梨県生まれ、東京・千葉育ち。1990年千葉大学医学部卒業後、同大学附属病院に精神科医として勤務。1997年同大学大学院修了、医学博士、同大学精神科助手。1997年よりプリンストン大学に留学し、NMDA受容体の機能を増強した「天才マウス」の研究に携わる。2000年帰国後、生物学的学習理論の立場からパニック障害の集団認知行動療法を開始し、その後、対象を強迫性障害に広げる。2003年より同大学精神医学講師、助教授を経て、2006年より現職。日本認知療法学会役員（2009年大会長）、日本不安障害学会理事、日本脳科学会理事。不安障害およびうつ病全般のための千葉認知行動療法士トレーニングコースを2010年4月より主宰。『認知行動療法のすべてがわかる本』（講談社）を監修。

自分でできる認知行動療法：うつと不安の克服法

2010年 9 月 17 日　初版第 1 刷発行
2020年 11 月 28 日　初版第 6 刷発行

著　　者　清 水 栄 司
発 行 者　石 澤 雄 司
発 行 所　㍿星 和 書 店
〒168-0074　東京都杉並区上高井戸 1-2-5
電 話　03（3329）0031（営業部）／03（3329）0033（編集部）
FAX　03（5374）7186（営業部）／03（5374）7185（編集部）
http://www.seiwa-pb.co.jp
印 刷 所　株式会社 光邦
製 本 所　鶴亀製本株式会社

Printed in Japan　ISBN978-4-7911-0747-6